RELATION SUR L'ÉPI......

DE

FIÈVRE TYPHOÏDE

L'ARBRESLE 1907

PAR LE

Docteur P. GIRARD

LICENCIÉ ÈS-SCIENCES

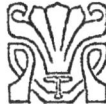

—: LYON :—

A. STORCK & Cᵉ, IMPRIMEURS-ÉDITEURS

8, rue de la Méditerranée, 8

—

1908

RELATION SUR L'ÉPIDÉMIE

DE

FIÈVRE TYPHOÏDE

L'ARBRESLE 1907

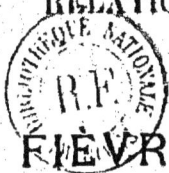

RELATION SUR L'ÉPIDÉMIE

DE

FIÈVRE TYPHOÏDE

L'ARBRESLE 1907

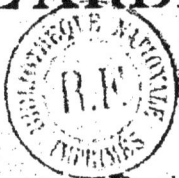

PAR LE

Docteur P. GIRARD

LICENCIÉ ÈS-SCIENCES

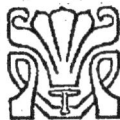

—:§ LYON §:—

A. STORCK & Cie, IMPRIMEURS-ÉDITEURS

8, rue de la Méditerranée, 8

—

1908

AVANT-PROPOS

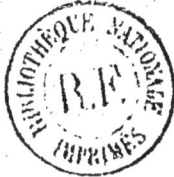

L'épidémie qui en l'automne 1907, est venue frapper si cruellement, si douloureusement la ville de l'Arbresle, a laissé dans notre population laborieuse la misère sous bien des toits, le deuil dans de trop nombreuses familles.

Le souvenir que nous en conservons et les réflexions qu'apporte le calme après l'effort soutenu, nous ont inspiré le devoir de faire connaître l'épidémie dans ses origines et dans son évolution. Nous tirerons de cet exposé les conclusions susceptibles, de prévenir dans une agglomération saine les dangers de la fièvre, et, dans les populations frappées de faire connaître la conduite qui nous paraît s'imposer dès le début d'une épidémie, pour en diminuer la durée et en modérer les effets.

Tout d'abord nous esquisserons à grands traits la situation générale de notre localité, son régime d'hygiène au point de vue général des eaux et des nuisances. Nous montrerons rapidement l'immunité qui semblait jusqu'alors protéger notre population contre toutes épidémies, et, en particulier contre la fièvre typhoïde.

Un second chapitre sera consacré à l'exposé de l'épidémie, à son éclosion, son évolution; données qui nous permettront d'établir sa véritable étiologie. Nous examinerons ensuite la conduite qui pendant toute la durée de l'épidémie a été tenue, soit par la municipalité, soit par le corps médical. Nous étudierons en dernier lieu, les caractéristiques de la fièvre.

De l'examen des faits exposés, nous nous efforcerons de chercher et de fournir les moyens de prophylaxie et d'urgence, que l'implacable fatalité nous a mis en demeure de connaître et de mettre en pratique. Ce sera l'objet d'un dernier paragraphe.

Nous ne pouvons laisser croire que notre population ait été livrée à la fièvre typhoïde, par la seule insouciance d'une municipalité quelconque.

Nous reconnaissons l'origine de notre mal dans l'hygiène défectueux de notre régime social; mais, n'est-ce point ce régime, que nous retrouvons présidant à la destinée de toutes, ou presque toutes les villes de moyenne population de notre pays.

Si, dans ces dernières, la fièvre typhoïde ne s'est pas montrée sous la forme épidémique — elle s'y rencontre souvent dans quelques-unes à l'état endémique — quelle est celle qui peut prétendre que son régime d'hygiène est suffisant pour la mettre à l'abri d'un semblable péril?

Sans avoir la pensée que d'autres populations pourront souffrir les mêmes souffrances que nous venons d'éprouver, la situation d'hygiène étant, à notre avis, aussi défectueuse d'une localité à une autre, nous avons l'espérance que notre travail pourra rendre quelques services aux villes qui seraient frappées par la fièvre typhoïde.

Il nous permettra également d'exposer quelques idées personnelles, qui semblent en désaccord avec celles émises jusqu'à ce jour, et que l'étude de notre épidémie nous a fait concevoir.

Nous remercions M. Rivière, maire de l'Arbresle, des renseignements que sa situation lui a permis de nous transmettre, et de la collaboration qu'il nous a apportée en maintes occasions.

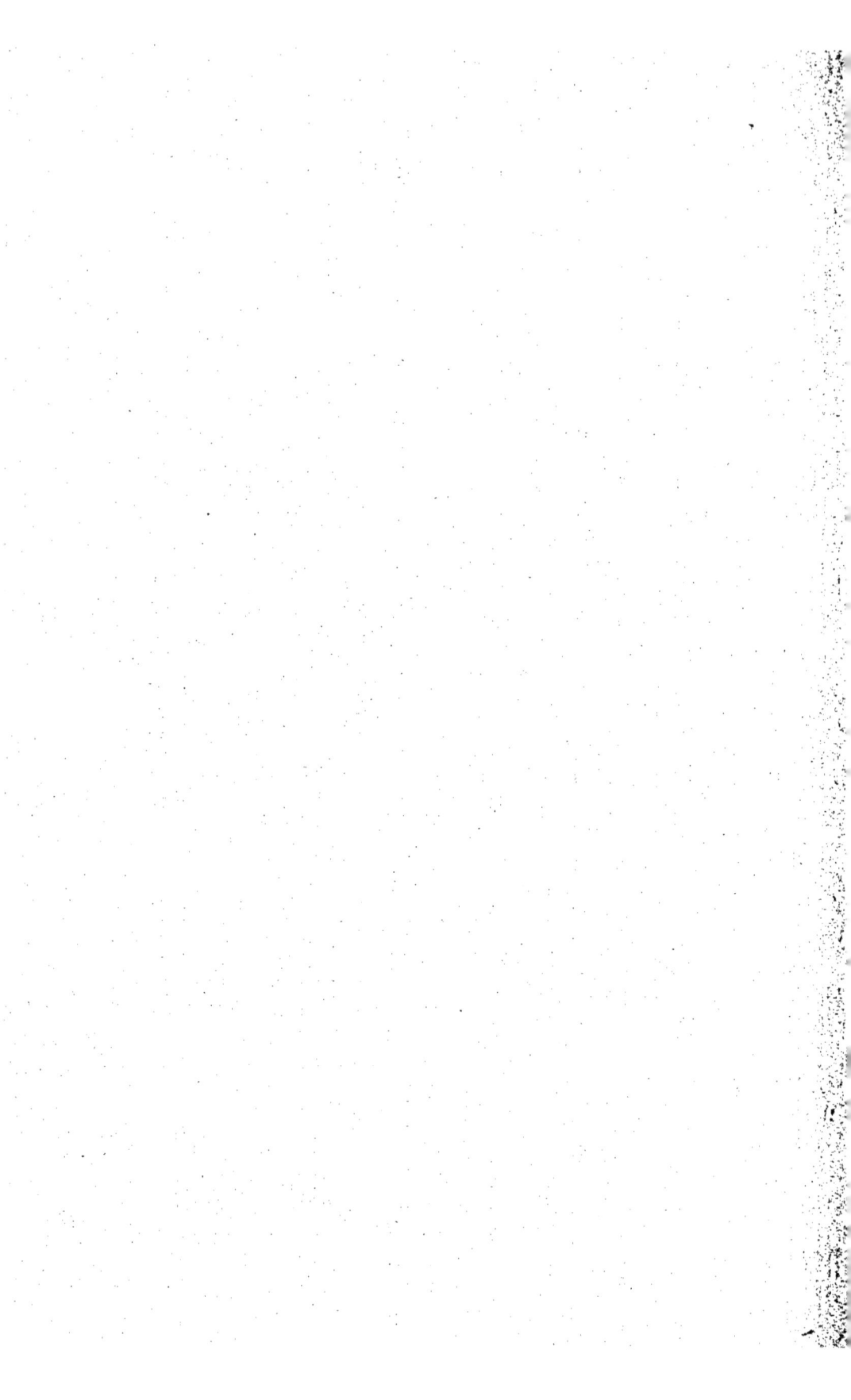

I

La petite ville de l'Arbresle se trouve placée
à l'extrémité de l'éperon que constituent deux
rivières fortement convergentes : la Brevenne et son
affluent la Turdine.

Sa situation géographique la place sur la route de
Paris à Lyon; route du Bourbonnais. La distance qui
la sépare de Lyon, 21 kilomètres, l'imposait comme
relais, à l'époque où le chemin de fer était ignoré.

Par sa situation, voisine du confluent de deux
rivières, elle se trouve à l'entrée de la vallée de la
Turdine et de celle de la Brévenne.

La population est de trois mille deux cents habitants
environ; elle est constituée, à part les fonctionnaires
d'un chef-lieu de canton et les commerçants, d'une
grande majorité d'ouvriers tisseurs travaillant à
l'usine.

L'existence ancienne de cette cité et la nature de
de sa population, laissent facilement entrevoir que
les constructions n'y sont point neuves et que l'hygiène individuel et familial n'est pas toujours des
meilleurs.

La topographie générale de la ville est celle d'une
grande cuvette à fond triangulaire, avec une large

ouverture, au sommet du triangle, orientée vers l'est et par où s'écoulent les eaux de la Brevenne grossie de son affluent.

Les deux autres angles sont formés, à l'ouest, par la vallée de la Brevenne pour son cours supérieur, au nord-ouest par celle de la Turdine.

Les côtés du triangle sont limités : au nord par le plateau de Saint-Germain et d'Apinost, au midi par la côte d'Eveux ; à l'ouest par le plateau de Collonges.

La route nationale arrive parallèle à la Turdine, traverse la localité pour s'échapper à l'est, parallèlement encore à la Brevenne, décrivant dans son ensemble une sorte de Z dont la barre transversale, sinueuse, passerait à angle droit sur les deux rivières.

La route dans ses trois divisions, prend successivement les noms de : route de Paris, rue Centrale, route de Lyon.

Un chemin de grande communication : la route de Bordeaux, dessert la vallée de la Brevenne.

La route nationale de Paris à Antibes et le chemin de grande communication sont les deux grosses artères de la ville. Les autres rues, assez nombreuses et plutôt étroites, fractionnent l'agglomération en un certain nombre de quartiers.

De ces quartiers nous ne retiendrons que ceux :

de Saint-Julien,

de la vieille Ville,

de la gare,

des Vernays.

Le premier, situé à droite et au début de la rue de Paris, comprend :

la montée de Saint-Germain,
la rue des Trois-Maures,
la rue Saint-Julien.

Le second comprend toute la portion de la ville située entre la rue Centrale et les deux rivières jusqu'à leur confluent. Les principales rues sont :

la rue du Marché,
la rue Sapéon,
l'impasse des Planches,
La rue des Epis,
la rue Voltaire,
la rue Saint-Jean.

Le quartier de la Gare, à droite du début de la rue de Lyon.

Celui des Vernays à gauche de la rue de Bordeaux, comprend :

la rue des Vernays,
la rue de la Passerelle,
la rue Barthélemy-Thimonnier.

.[.].

Au point de vue géologique, toute la région est assez homogène ; elle semble avoir été constituée par un large plateau anticlinal de roches métamorphysées sous l'action du granit.

Cette dernière roche se trouve en affleurement dans le voisinage de l'Arbresle et d'Eveux ; affleurement qui correspond à la grande poussée éruptive ayant tourmenté la région lyonnaise du nord-ouest au sud-est.

Le métamorphisme a intéressé toute la série des schistes précambriens et donné naissance à des gneiss granitiques, des micachistes amphiboliques et chloriteux, des cornes vertes.

Ce sont ces roches qui constituent le sol de notre région dans toute la portion sud, limitée au nord par la route de Paris. Au-dessus de cette ligne le versant synclinal est comblé par les premiers étages de la période secondaire : grès bigarrés et muschelkalk.

Cette constitution géologique nous fait comprendre pourquoi, dans cette dernière région, (plateau de Saint-Germain et d'Apinost) le sol est franchement perméable et admet les infiltrations des eaux dans sa profondeur.

∴

La question des eaux et en particulier des eaux potables, demande à être développée dans son ensemble, avant d'aborder la raison première de notre travail.

Les eaux qui servent à l'alimentation des habitants de l'Arbresle proviennent de puits appartenant aux particuliers et de fontaines publiques.

Les puits, très nombreux, fournissent à eux seuls,

dans certains quartiers, toute l'eau nécessaire aux
ménages; telles, les rues des Épis, des Vernays,
la route de Bordeaux au-delà du pont du chemin
de fer et de l'avenue de la Gare. L'eau que l'on y
puise, si l'on en excepte ceux de la rive droite de la
Brevenne est fortement calcaire, même dans la rue
de Bordeaux et le quartier des Vernays.

On ne peut expliquer la nature calcaire des puits,
en ce qui concerne ces deux dernières parties de la
ville, qu'en admettant que les eaux qui les alimentent,
arrivent du plateau de Saint-Germain et d'Apinost,
après avoir traversé celui de Collonges par sypho-
nage; ce dernier plateau étant constitué par des terrains métamorphysés, comme nous l'avons indiqué.
Le percement du tunnel du côté de Tarare sur la ligne
du Bourbonnais l'a d'ailleurs nettement démontré.

Tous les puits se trouvant dans l'agglomération,
avoisinent plus ou moins les fosses d'aisances.

Les fontaines publiques sont alimentées par deux
sources : l'une, la source de Ravatel, d'un débit très
faible, (5 à 10 litres à la minute suivant les saisons) a
été captée en 1850; elle se déverse dans un petit
réservoir de 28 mètres cubes situé au pied du
Muzard, sur les bords de la route allant de l'Arbresle
à Saint-Germain. Cette source est placée sur notre
commune à une altitude de 250 mètres environ.

La canalisation qui la conduit en ville est en
poterie (de 0,05), entourée d'une forte couche de
ciment.

L'autre source est de beaucoup plus importante; elle

est d'un débit qui varie énormément puisque, suivant les saisons et les intempéries, elle peut s'élever de 50 mètres cubes par jour au moment des sécheresses, à 450 mètres cubes après quelques jours de pluie. Située à 1.500 mètres en amont de l'Arbresle, sur la route de Paris à Antibes au lieu dit : la Fond-Devay, elle sort de fissures calcaires au fond d'une galerie de 20 mètres de profondeur pratiquée dans la roche.

Les travaux de captation datent de 1867 ; l'eau retenue à l'extrémité de la galerie par un petit barrage, pénètre immédiatement dans une canalisation en *chameroy* de 0 m. 12 de diamètre.

Analysée en 1898, pour cause d'utilité publique, lors de l'expropriation du pré où elle est située, l'eau de cette source a été déclarée potable, tant au point de vue bactériologique qu'au point de vue chimique.

Les deux sources que nous venons de signaler, relevant d'une région géologique identique, peuvent être étudiées ensemble. La nature calcaire du sol qui leur donne naissance, explique suffisamment la présence abondante du carbonate de chaux qui s'y trouve.

Ces terrains, comme tous les terrains calcaires pénétrés par les eaux, ont donné naissance par fissurations et altérations chimiques à de nombreux conduits improprement appelés failles. L'eau, qui au début subissait dans son parcours une filtration naturelle, s'écoule de la surface à la source par de véritables collecteurs. Ceci explique l'irrégularité du débit et le manque de limpidité des eaux aux lendemains d'orage et de pluie. Il a même été observé que depuis quelques années, ces phénomènes s'accentuaient de plus en plus ; les eaux, cessant alors d'être filtrées, doivent conserver les germes pathogènes qu'elles recueillent à la surface du sol.

Les deux canalisations initiales après avoir approvisionné : celle du Ravatel, les deux fontaines de la la place Saint-Julien et de l'entrée de la rue Paris ; celle de la Fond-Devay la fontaine du haut de la même rue, se réunissent au carrefour des Trois-Maures en une canalisation unique, construite en poterie, qui longe l'impasse des Planches, la rue du Marché et une partie de la rue Centrale, pour se terminer au début de l'avenue de la Gare, après avoir sur son parcours alimenté quatre fontaines.

Cinq canalisations secondaires se branchent sur la principale : celle de la place de la Mairie, de la rue Sapéon, de la rue Saint-Jean, de la rue Voltaire et de la rue de Bordeaux. Elles fournissent l'eau à huit fontaines ; sauf la dernière qui est en *chameroy*, toutes sont en poterie entourée d'une couche épaisse de ciment.

Enfin il est à peine nécessaire de parler de la Turdine et de la Brevenne leurs eaux n'ayant jamais servi à l'alimentation.

Les eaux de la Turdine se polluent dans leur traversée de Tarare et de Pontcharra ; celles de la Brevenne reçoivent, dans les environs de Saint-Bel, les eaux de lavage des sols pyriteux des mines de Saint-Gobain; ces dernières y déversent leur eaux résiduaires après leur avoir fait traverser des bassins de saturation.

.·.

Au point de vue des eaux ménagères, les municipalités anciennes avaient songé à créer un système de canalisation souterraine. Il existe un égout traversant la rue centrale et la première moitié de la rue de Bordeaux : celui-ci se déverse en amont du pont de la Brevenne dans le lit de cette rivière, c'est-à-dire presque au centre de la ville.

L'utilisation de cet égout collecteur n'est certainement pas celle qu'on serait en droit d'attendre ; les eaux ménagères y sont rarement conduites directement et, pour la plupart des habitations, elles s'écoulent dans les petites rigoles qui bordent les trottoirs pour rejoindre des bouches d'égouts établies de distance en distance.

Beaucoup de maisons possèdent des fosses d'aisances; leurs vidanges en sont assurées de diverses façons. Un certain nombre de propriétaires s'adressent à des services particuliers, d'autres aussi utilisent la canalisation collective. Il est probable que toutes, ou presque toutes, profitent plus ou moins de la perméabilité de leurs parois pour éliminer une partie de leur contenu par infiltration. La richesse de la flore bactérienne de nos puits, confirme d'une façon absolue cette manière de voir.

La description générale de l'Arbresle, son étude géologique et hydrologique, la destination donnée aux nuisances, bien que très schématiques, seront suffisantes pour faire comprendre pour quelle raison l'épidémie a pu frapper certaines parties de la ville, alors que d'autres ont été totalement épargnées.

Au point de vue sanitaire et épidémique, nous avons retrouvé des documents municipaux qui signalent des cas très nombreux de peste, en 1628-1629 ; à cette époque la population de l'Arbresle n'atteignait pas 700 habitants.

Cette épidémie parait avoir été importée par des troupes mercenaires de passage ; la population fut particulièrement éprouvée ; le chiffre des décès de novembre 1628 à septembre 1629 s'éleva à 218 avec :

37 décès pour juillet	1629
38 — — août	—
56 — — septembre	—
28 — — octobre	—

Les années suivantes la mortalité redevient normale ; l'épidémie ne semble pas s'être réveillée dans la suite. L'examen des archives postérieures à cette date, ne nous signale rien qui puisse faire songer à un retour offensif de cette terrible maladie.

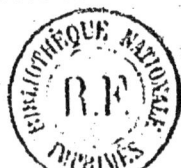

2

Depuis l'application du décret du 10 février 1903, sur la déclaration obligatoire des maladies contagieuses, jusqu'au 1er septembre 1907 il a été déclaré pour l'Arbresle :

	1903	1904	1905	1906	1907
Fièvres typhoïdes . .	—	5	—	2	—
Variole.	—	—	—	—	—
Scarlatines	1	7	—	—	—
Rougeoles.	1	10	—	—	4
Diphtéries.	—	6	2	2	—

En résumé depuis 1630, nous ne trouvons rien de suspect dans l'histoire sanitaire de notre pays, pouvant nous mettre en garde contre l'épidémie qui surprit notre population dans sa force et dans son activité.

II

Durant la période d'été 1907 la situation sanitaire de l'Arbresle avait été excellente. Les quelques malades que le corps médical avait eu l'occasion de visiter, étaient presque en totalité des personnes atteintes d'affections chroniques et dont l'état réclamait, à des intervalles plus ou moins réguliers, la visite du médecin.

Les enfants en bas âge nous avaient semblé moins réagir aux effets des fortes températures de juillet et d'août ; le nombre de gastro-entérites et de diarrhées infantiles était en grande décroissance avec celui relevé les deux années précédentes.

Subitement, le deux septembre, le nombre des malades se multiplie et presque chez tous l'affection paraît être identique : fièvre assez élevée, inappétence, courbatures ; chez quelques-uns maux de tête assez violents.

. Ces symptômes, qu'un médecin est habitué à trouver chez un malade à cette période de l'année, semblaient relever d'un embarras gastrique fébrile.

En cette saison en effet, l'organisme, et en particulier le tube digestif, a subi l'influence des fortes chaleurs : l'appétit a diminué progressivement, les gens boivent en abondance, le sommeil fait le plus souvent défaut, seul le travail reste le même : l'usine ouvre et ferme ses portes aux mêmes heures. A ce régime l'individu faiblit, prend des phénomènes fébriles et s'alite.

Aux cas de la veille vinrent le lendemain s'en ajouter de nouveaux, d'intensité variable mais d'allure semblable.

En face de malades, s'identifiant au point de vue clinique d'une manière si complète, on songea à une épidémie ; mais l'absence plutôt fréquente de maux de tête, de diarrhées, et surtout, le manque absolu de prostation, devaient faire hésiter à prononcer le mot de fièvre typhoïde.

De plus trois malades, que nous avons eu l'occasion de soigner dès le début de septembre, après avoir eu pendant 48 heures des températures dépassant 39°, paraissaient en voie de guérison et se trouvaient presque apyrétiques au troisième et au quatrième jour.

Cependant, des cas nouveaux se déclaraient chaque jour de plus en plus nombreux.

Le 10 septembre une prise de sang fut faite au doigt d'un malade et adressée au laboratoire de M. le professeur Jules Courmont pour que le sérodiagnostic en soit établi. L'agglutination fut telle, que le 12 septembre, par télégramme, nous apprenions que nos malades étaient tous des typhiques.

L'épidémie frappa en coup de foudre, elle fut tout à fait imprévue et massive dès son origine.

L'impossibilité dans laquelle le corps médical se trouvait d'affirmer, au début, la fièvre typhoïde, ne nous permet pas d'établir jour par jour, jusqu'au 15 septembre, le nombre de cas qui se sont produits.

Du 9 au 15, il fut fait 118 déclarations ; tous les autres cas furent enregistrés chaque jour jusqu'à la fin de l'épidémie. Nous les consignons dans le tableau suivant :

16 sept.	9 déclarations		6 oct.	6 déclarations
17 —	7 —		7 —	2 —
18 —	19 —		8 —	3 —
19 —	9 —		9 —	5 —
20 —	10 —		10 —	4 —
21 —	8 —		11 —	1 —
22 —	6 —		12 —	3 —
23 —	3 —		13 —	0 —
24 —	4 —		14 —	1 —
25 —	5 —		15 —	2 —
26 —	3 —		16 —	0 —
27 —	2 —		17 —	0 —
28 —	0 —		18 —	1 —
29 —	4 —		19 —	1 —
30 —	5 —		20 —	1 —
1 oct.	2 —		21 —	0 —
2 —	3 —		22 —	0 —
3 —	3 —		23 —	3 —
4 —	2 —		24 —	1 —
5 —	1 —		25 —	0 —

26 oct.	1 déclaration		6 nov.	2 déclarations	
27 —	0	—	7 —	0	—
28 —	0	—	8 —	0	—
29 —	0	—	9 —	0	—
30 —	3	—	10 —	1	—
31 —	0	—	11 —	0	—
1 nov.	2	—	12 —	0	—
2 —	1	—	13 —	0	—
3 —	0	—	14 —	1	—
4 —	0	—	15 —	0	—
5 —	1	—	16 —	0	—

17 novembre 1 déclaration

Le nombre des malades fut exactement de **270**.

Nous pouvons, d'après ce tableau, diviser l'épidémie au point de vue numérique en trois périodes : une première période allant du 2 au 21 septembre, pendant laquelle la moyenne quotidienne des cas déclarés, varie entre huit et dix ; une seconde, du 21 septembre au 12 octobre, avec trois à quatre cas environ ; enfin une troisième et dernière période allant du 12 octobre au 17 novembre, qui fournit une moyenne de un malade par quarante-huit heures.

Ces divisions ainsi établies, ont leur explication dans les différents moyens de lutte mis en œuvre pour combattre l'épidémie, nous en préciserons plus loin les raisons.

La répartition topographique des malades peut être indiquée, d'après la description schématique de l'Arbresle que nous avons donnée au début de ce travail.

Route de Paris, moitié supérieure . . . .   19 cas

   —   —   inférieure . . . . .   28 —

Quartier Saint-Julien. . . . .   1 —

Rue Centrale. . . . .   65 —

Quartier de l'Eglise, rue du Marché. . .   29 —

      —   rue Sapéon. . . . . .   11 —

      —   rue des Epis. . . . ,   4 —

      —   pour les autres rues   58 —

Route de Lyon. . . . .   24 —

Route de Bordeaux, première moitié . .   15 —

      —   seconde moitié. . .   3 —

Rue de la Passerelle. . . . .   6 —

Dans toute cette énumération nous n'avons parlé que des cas de dothiénentérie contractés par des gens de l'Arbresle. Quelques étrangers doivent y être ajoutés.

C'est ainsi qu'un certain nombre d'habitants craignant d'être frappés par la maladie ont quitté l'Arbresle, quelques-uns après avoir été contaminés. Ces cas de fièvre ont été déclarés dans des localités diverses, nous en connaissons une dizaine environ.

Il nous a été signalé quatre cas contractés à Lyon, chez des personnes étant venues passer quelques heures dans notre localité.

Enfin, le 27 août, le 98e régiment d'infanterie était de passage à l'Arbresle. Dix-sept cas de fièvre typhoïde se déclarent dans ce régiment au début de septembre. D'après l'enquête faite par le médecin aide-major, les hommes qui furent contaminés avaient tous été cantonnés dans des habitations de la rue de Paris et de la rue Centrale.

.·.

Dès le début de l'épidémie, alors que le diagnostic de fièvre typhoïde n'était pas encore établi, que le nombre de malades n'était pas tel que les médecins de la localité ne puissent suffire à leur prodiguer les soins nécessaires, nos typhiques furent soignés à domicile.

Aussitôt l'affection connue dans sa nature, effrayés par la crainte de la contagion directe, débordés par le flot sans cesse grossissant des malades, il fut nécessaire d'hospitaliser ces derniers.

Les hôpitaux de Lyon qui à cette époque ne sont pas encombrés; l'hôpital Saint-Joseph si particulièrement accueillant pour notre population, reçurent chaque jour de multiples convois.

Pendant toute la période de début et jusqu'au 13 octobre, il semblait que les vides provoqués par ces départs réclamaient et appelaient de nouvelles victimes. C'était en effet chaque soir, l'exode vers l'hôpital de cinq ou six malades et, chaque matin l'annonce de cinq à six cas nouveaux.

Les hôpitaux allaient bientôt se trouver dans l'impossibilité de recevoir nos typhiques, il nous fallait chercher d'autres milieux hospitaliers pour les y faire soigner.

Déjà la charité publique et privée était venue soulager nos misères. Son Éminence l'archevêque de Lyon nous avait adressé des sœurs infirmières; chacune d'elles s'était installée au chevet de huit ou dix malades qui souvent habitaient sous des toits différents.

M. le Préfet du Rhône était venu visiter les familles éprouvées et leur apporter des secours et des paroles réconfortantes.

Des listes de souscriptions étaient propagées et bien vite remplies par de généreux donateurs.

Le Gouvernement adressait cinq mille francs à notre bureau de bienfaisance, comme secours aux typhiques.

C'est alors que M. le professeur Pic, médecin des épidémies du département, nous conseilla la création d'une ambulance. Le local, ancien couvent des Ursulines, nous était déjà offert par sa charitable propriétaire. Le service des hôpitaux militaires n'attendait plus qu'une autorisation ministérielle, sollicitée par M. le Gouverneur de Lyon sur la demande de M. le Préfet, pour nous adresser le matériel nécessaire à l'installation de cinquante lits.

La formation de l'hôpital étant décidée, de suite on y travailla sans relâche et huit jours après, le 12 octobre, l'ambulance ouvrait ses portes à quinze malades.

Le transport des nouveaux typhiques continua à se faire vers l'ambulance jusqu'au jour, où fatiguée de lutter, la maladie succomba à son tour.

.·.

Après cet exposé rapide sur les soins organisés et donnés à nos malades, il nous paraît nécessaire de fournir quelques développements sur les différents modes employés.

Le traitement à domicile, celui qui fut choisi dès le début, et pendant l'épidémie chez ceux qui refusaient d'une façon absolue l'hospitalisation, est certainement le moins efficace pour le malade et le plus dangereux pour l'entourage.

Ceci s'adresse naturellement aux typhiques que nous avons eu l'occasion de soigner et plus particulièrement aux ménages ouvriers, qui, à eux seuls, ont fourni 78 p. 100 du contingent de l'épidémie.

Dans ces milieux, en effet, il est difficile d'assurer d'une façon absolue les prescriptions du médecin; de plus les soins sont donnés continuellement par la même personne, par celle qui a échappé à la maladie ou plutôt, ce qui fut presque la règle, par celle qui fut frappée la dernière, bien souvent par contagion directe.

La garde à domicile fut bien assurée par les sœurs infirmières dès leur arrivée, mais l'effort que chaque jour et aussi chaque nuit elles étaient appelées à fournir, n'aurait pu se prolonger bien longtemps si la création de l'ambulance n'était venue grouper leurs malades sous un même toit.

Les religieuses, au nombre de vingt-trois, s'étaient

réparties par quartier tous les malades en traitement; elles assuraient particulièrement la prise des températures et l'observation des prescriptions thérapeutiques : médicaments, bains, enveloppements froids.

Les visites médicales, vu l'extension de l'épidémie, ne pouvaient être répétées que toutes les quarante-huit heures, sauf dans les cas d'extrême urgence.

Pour les malades qui dès le début semblaient présenter une forme de fièvre typhoïde très grave et aussi chez tous ceux qui en exprimaient le désir, il était fait par le médecin traitant un certificat d'hospitalisation.

Quelques-uns, très peu nombreux du reste, furent emmenés à Lyon en chemin de fer. D'autres conduits dans des breacks aménagés spécialement pour cette circonstance.

Le plus grand nombre fut transporté dans l'automobile d'un de nos amis; les malades qui y prirent place furent confortablement installés, le voyage devenait plus rapide et les cahots, grâce à la souplesse de la suspension, se trouvaient complètement évités : cet avantage était très appréciable chez des sujets si prédisposés aux hémorragies intestinales.

Quelques jours avant l'ouverture de l'ambulance, le service fut assuré par une limousine de la société La Buire automobile.

On a voulu insinuer que le transport avait eu des conséquences fâcheuses pour nos hospitalisés ; nous reconnaissons que le voyage n'était pas sans dangers, mais ceux-ci ont toujours été évités par les grandes précautions prises avant chaque départ. Au surplus, nous tenons à affirmer, que les faits de transports défectueux qui furent signalés ont été faussement rapportés.

∴

L'installation de notre ambulance nous a été facilitée tout d'abord, par l'offre généreuse de Mme Santa-Maria qui mit à la disposition de la municipalité un vaste immeuble, situé au-dessus de l'Arbresle, au point de convergence des deux vallées de la Turdine et de la Brévenne. Ce bâtiment, qui avait appartenu à des religieuses enseignantes, était facilement aménageable pour y installer un service hospitalier. Facilité encore par le service de santé militaire qui nous adressa cinquante lits avec tout le nécessaire de literie; dix baignoires, dont une émaillée pour donner le cas échéant des bains sulfureux ; un matériel de malades tel que : bassines, urinals, pots à tisanes, etc., enfin de nombreux ustensiles de cuisine, en particulier de vastes marmites en cuivre pour l'ébullition de l'eau.

Il fut constitué un comité chargé de l'installation de l'ambulance. L'administration des hospices de Lyon nous offrit le concours de M. Plantier, économe de l'hôpital de la Croix-Rousse ; c'est grâce au jugement entendu de ce dernier, qu'après huit jours d'un travail soutenu, l'ambulance put recevoir nos malades et fonctionner d'une façon très satisfaisante.

Vingt-deux lits furent montés et groupés deux par deux dans de petites chambres, au second étage du bâtiment; toutes ces pièces, aérées et éclairées par d'assez larges fenêtres, s'ouvraient sur un grand corridor, ce qui simplifiait de beaucoup le service de garde et de veille.

Une chambre fut réservée à l'installation d'une salle de bains; une seconde servit de lingerie.

Au même étage une grande salle fut aménagée pour recevoir huit malades et destinée aux apyrétiques et convalescents.

Enfin sur le même palier, communiquant facilement avec les services précités mais dans une autre aile de l'habitation, on organisa quelques chambres pour loger un interne et trois infirmiers. Une vaste pièce fut réservée pour la cuisine.

Au rez-de-chaussée, un local isolé servit de bureau pour le gestionnaire de l'ambulance. La nuit la lumière fut assurée par des becs de gaz installés provisoirement pour les besoins du service.

L'eau potable fut prise dans un puits attenant à l'habitation, elle ne fut consommée qu'après avoir été purifiée par l'ébullition.

Une large cuve fut placée comme réservoir dans la salle de bains, une pompe aspirante installée dans cette pièce, permit de s'approvisionner facilement; on y établit un foyer pour chauffer, dans une grande lessiveuse, l'eau des bains.

Les déjections et les eaux usées furent déversées

dans une fosse évacuée tous les trois jours ; les vidanges étaient chaque fois neutralisées.

Les draps, les linges de service, ceux des malades, tous fournis par l'ambulance, n'étaient lessivés qu'après avoir séjourné dans une solution de crésilol.

Le service administratif fut assuré par un économe tenant une comptabilité régulière des dépenses et le registre d'entrée et de sortie des hospitalisés.

Les médecins de l'Arbresle, assistés d'un interne des hôpitaux de Lyon, continuaient à traiter les malades qu'ils avaient dirigés sur l'ambulance.

Les religieuses que nous avait adressé l'Archevêché, secondées par trois infirmiers expérimentés, recrutés parmi le personnel de l'hôpital de la Croix-Rousse, assuraient la garde et les traitements médicaux. Une sœur spéciale fut chargée des soins de la cuisine, une autre fut commise à la lingerie.

Enfin, pour la facilité du service, les religieuses nommèrent parmi elles une cheftaine appelée à régler les attributions de chacune et à entrer directement en rapport avec l'économe et les médecins traitants, pour l'exécution rigoureuse des prescriptions.

Tous les typhiques voulant être hospitalisés furent transportés à l'ambulance. Ceux dont la situation le permettait payaient une indemnité de trois francs par jour. Le régime était uniforme pour tous.

Les malades pouvaient être visités par leurs parents et seulement de onze heures à midi.

L'ambulance fonctionna du 12 octobre au 15 décembre, elle reçut 38 malades.

L'Hôtel-Dieu, la Croix-Rousse et Saint-Pothin en avaient reçu 70.

La Charité 21.

L'Hôpital Saint-Joseph 16.

Tous les autres furent soignés à domicile.

Durant les premiers jours de l'épidémie, beaucoup de familles ouvrières ou indigentes furent frappées dans la presque totalité de leurs membres. La paye de l'homme, qui assurait les besoins du ménage, fut vite insuffisante pour subvenir aux frais occasionnés par la maladie ; très souvent même, le chef de famille s'alitait le premier ; les petites épargnes étaient rapidement englouties, la misère allait bientôt étendre son voile de tristesse et de deuil sur beaucoup de maisons. L'initiative publique et privée entrevit cet abîme avant que le mal fût irréparable, une première liste de souscription fut rapidement couverte. Grâce à cet élan de charité, des secours urgents furent portés dans toutes les familles éprouvées.

Les passions politiques, éveillées par de récentes élections, disparurent spontanément devant les souffrances et les malheurs de nos concitoyens. Les souscriptions furent versées indistinctement dans une caisse unique et tous les efforts de chacun, groupés vers un même but de compassion et d'altruisme.

Une commission de trois membres fut nommée pour la distribution des secours : ceux-ci furent toujours faits en nature, d'après ordonnance du médecin, à seule fin de secourir directement le malade.

On créa une tisanerie. Le bouillon était fait chaque matin à l'Ecole maternelle par les soins de nos dévouées institutrices et porté chez les malades par des jeunes filles de l'Arbresle, véritables Sœurs de charité qui, pendant toute l'épidémie, ne vécurent que pour nos malheureux.

Pendant la convalescence, il fut délivré des bons de viande, de farines, de boissons toniques et réconfortantes. Nous pouvons assurer qu'aucun malade n'a souffert d'un manque d'alimentation pendant toute la période que dura son rétablissement.

.'.

A côté de toutes les considérations que nous venons de développer, et qui relèvent plus particulièrement du service médical, nous devons signaler dans ses grandes lignes la conduite tenue par la Municipalité que l'opinion publique mal renseignée critiqua, trop souvent, injustement.

Aussitôt que furent prononcés les noms d'épidémie et de fièvre typhoïde, et même quelques jours avant que le sérodiagnostic ait confirmé les premières inquiétudes, il fut prescrit, le 9 septembre, une application plus stricte des arrêtés concernant l'enlèvement des immondices et des déchets ménagers. Une surveillance sévère fut faite autour des habitations.

En même temps, par voie d'affiches placardées sur

tous les murs de l'Arbresle et même aux portes de toutes les usines, la Municipalité invitait expressément la population à :

1° Faire bouillir les eaux servant à la boisson et aux besoins du ménage ;

2° Ne consommer les fruits et légumes qu'après les avoir lavés à l'eau bouillie ;

3° Veiller d'une façon rigoureuse à la propreté des habitations.

Nous signalerons simplement les demandes qui furent faites à M. le Professeur Courmont pour le séro diagnostic et l'examen bactériologique des eaux de source et de puits ; celles-ci ont été décidées d'un commun accord entre la Municipalité et le corps médical.

Le 17 septembre la canalisation du Ravatel qui, au premier abord, semblait offrir moins de garanties que celle de la Fond-Devay, était définitivement fermée.

Lorsque le résultat des analyses microbiologiques au point de vue des sources et des puits nous fut connu, le 20 septembre, on plaça à chaque borne-fontaine un écriteau signalant que les eaux étaient reconnues non potables. Dix jours après, ces pompes furent même fermées. Cette mesure avait été nécessitée par l'insouciance de quelques habitants qui n'avaient pas voulu comprendre l'importance de l'ébullition des eaux et aussi par l'imprudence des enfants qui continuaient à venir boire aux fontaines.

Une affiche fut placardée le 27 septembre par les

soins du Conseil municipal, sous l'approbation de M. le Préfet, elle renfermait les arrêtés suivants :

1° Interdiction des dépôts de tous fumiers dans l'agglomération, si ce n'est dans des fosses étanches ; le transport de celui-ci devait être effectué à 800 mètres en aval de la ville après désinfection à la chaux.

2° Désinfection au crésilol des linges ayant servi aux malades.

3° Désinfection des fosses d'aisances avant chaque vidange.

4° Lavage à l'eau bouillie des ustensiles à l'usage des laitiers.

5° Balayage des trottoirs, des caniveaux, des cours intérieures, à charge et sous la responsabilité des habitants du rez-de-chaussée ou des propriétaires.

6° Interdiction de laver le linge dans les cours d'eau au-dessous du point d'abouchement des égouts.

Le 9 octobre, un avis informait la population que l'analyse bactériologique dénonçait comme dangereux la plupart des puits, et bien que l'épidémie soit en décroissance, on insistait à nouveau sur l'importance qu'il y avait à faire bouillir l'eau pendant une demi-heure, quelle qu'en soit la provenance.

Un service fut assuré pour fournir l'eau indispensable à l'alimentation dans les quartiers qui en étaient privés ; cette eau était prise dans les puits reconnus potables et transportée en différents points de la ville dans des demi-muids.

La machine à désinfecter du service municipal de Lyon, fut mise à disposition de la ville de l'Arbresle, elle assura jusqu'à la fin de l'épidémie la désinfection des linges et des loyers contaminés.

Dès les premiers jours d'octobre la municipalité se mit en rapport avec la compagnie de l'Ozone et la Société d'assainissement des eaux. Les propositions faites par cette dernière semblèrent d'une application plus facile et surtout plus rapide. Le 14 novembre la ville de l'Arbresle passait un traité de location avec cette Société. Les travaux dont les plans et devis avaient été dressés par avance, étaient poussés activement. Le 15 décembre, alors que l'ambulance fermait ses portes, l'appareil fonctionnait, livrant chaque jour 110 mètres cubes d'eau épurée et filtrée à la consommation.

Nous ne ferons que signaler l'accord qui fut établi entre la municipalité et le comité de secours, accord qui eut pour résultat de fournir une répartition plus judicieuse de toutes les souscriptions en évitant l'assistance d'un même malade par plusieurs distributeurs.

Avant de rechercher et de discuter les causes étiologiques, il nous paraît intéressant de rapporter quelques observations que nous avons pu recueillir sur différentes épidémies de fièvre typhoïde.

La connaissance du bacille d'Eberth ne laisse plus aucun doute sur le régime de la dothiénenterie. Le facteur variable est le véhicule de la contagion, celui-ci dans la presque totalité des cas est l'eau de boisson, très rarement la cause relève des poussières aériennes.

Nous adopterons la division de Brouardel qui classe les épidémies en trois groupes :

Dans un premier nous réunirons celles qui ont été déterminées par des eaux recevant des déjections connues de typhiques et consommées par des collectivités.

Dans le second groupe nous placerons les épidémies se déclarant sur le trajet d'une distribution d'eau, sans que l'on puisse retrouver l'origine de l'Eberth.

Enfin celles dont le véhicule des germes pathogènes ne semble pas relever des eaux.

PREMIER GROUPE

I. *Epidémies de Catterham et de Red-Hill*, (Angleterre), Docteur THORNE. — A Catterham en quinze jours : quarante-sept individus, répartis en trente-cinq maisons, sont atteints de fièvre typhoïde. A Red-Hill en quinze jours, cent trente-deux cas pour quatre-vingt seize habitations.

La fièvre était déterminée par les eaux d'une même canalisation ; le reste de la population qui consommait des eaux de boissons d'une autre origine, n'eut pas la fièvre ; l'épidémie sévit d'une égale intensité dans toutes les classes sociales.

L'enquête du docteur Thorne montra que, quatorze jours avant le début de l'épidémie, un ouvrier occupé à des travaux de terrassement au point d'origine de la conduite d'eau, était atteint de fièvre typhoïde contractée en une ville où régnait la maladie. En proie à une forte diarrhée, il satisfait à ses besoins au fond de la tranchée qu'il était occupé à creuser et ses déjections contaminent directement l'eau de la conduite.

II. *Épidémie de Lausen* (Suisse) Docteur HOEGLER, de Bâle. — Elle dura d'août 1882 jusqu'à la fin de novembre. Il y eut cent trente victimes sur sept cent quatre-vingts habitants; toutes les maisons furent à peu près également atteintes, sauf six qui, ayant des sources privées, ne puisaient pas l'eau à la fontaine publique.

La source de Lausen se trouvait en communication avec un petit ruisseau du Fürlerthal dans les eaux duquel le linge d'un typhique fut lavé, les déjections du malade avaient été épandues sur un tas de fumier très voisin de la rivière.

III. *Épidémie de Trouville.* — Le 15 juillet arrive un soldat ayant contracté la fièvre typhoïde ; il s'alite chez ses parents. Ses déjections sont jetées dans une fosse qui n'avait jamais été vidée ; les pluies à ce moment étaient abondantes et quotidiennes. Trois semaines après débute une épidémie qui atteint rapidement son acmé et disparaît aussi rapidement. Il y eut quatre-vingt dix malades, dont huit morts.

La maladie s'est disséminée sur toute la commune, affectant quelques groupements autour des sources privées ou des puits.

Cette localité avait aussi des eaux municipales, ce ne furent que les gens ayant usé des eaux de puits qui ont été frappés.

IV. *Épidémie d'Auxerre*, Dr DIONIS. — En 1882, les premiers jours de septembre, éclata tout à coup une épidémie qui dura jusqu'à fin octobre et fit quatre-vingt-douze victimes sur plusieurs centaines de sujets atteints.

De deux casernes, l'une ayant huit mille deux cents soldats et très encombrée à cause des manœuvres fut épargnée, elle ne consommait pas l'eau de Vallan. L'autre, au contraire la recevait, et bien que peu peuplée et réservée à l'état-major et à l'administration, fut très éprouvée.

Dans un quartier très frappé se trouvait une impasse comptant soixante habitants, on y consommait l'eau de puits, il n'y eut pas un malade. Deux couvents séparés par un seul mur d'appui payent, l'un un large tribut, il a l'eau de Vallan; l'autre n'a pas de malade, il a un puits particulier.

Le Dr Dionis apprit que du 15 au 24 août, une jeune femme habitant le village de Vallan, avait la fièvre typhoïde avec diarrhée abondante; les déjections étaient jetées sur un tas de fumier qui touche à la source alimentant Auxerre.

V. *Épidémie de Villerville.* Dr BROUARDEL et TOINOT. — Cette station balnéaire du Calvados s'alimente à deux sources : l'une dite source Leroy, l'autre de l'Étang.

Le 4 août 1890 arrivait du Havre en pleine évolution typhoïdique le nommé C... Il s'alite et ses déjections jetées dans le caniveau de la route de Honfleur vont se déverser directement, avec les eaux du caniveau, dans la caisse qui sert de départ aux eaux de l'Étang. Huit jours après débute une épidémie qui frappe vingt-huit individus dans un court espace de temps. Elle se limite strictement aux tributaires de l'eau de l'Étang, respectant entièrement ceux de la source Leroy. Vingt chalets de baigneurs sont abonnés à l'eau de l'Étang, sept sont pris et dans chacun le tribut est payé, non pas par les maîtres buvant de l'eau minérale, mais par les domestiques usant directement de l'eau servie par les robinets de la maison.

Au milieu de la zone touchée, l'hôtel Bellevue, s'approvisionnant à la source Leroy n'a pas un seul cas.

DEUXIÈME GROUPE

I. *Épidémie de Cherbourg 1889*, Dᵓˢ SOLLAND et COLLIGNON. — L'approvisionnement est fait par les eaux de la Divette, rivière qui coule dans une vallée étroite à pentes raides et qui arrive à Cherbourg après avoir recueilli les immondices des villages en amont. Les champs qui se déroulent sur les collines encaissant la rivière sont engraissées, non seulement par le fumier, mais aussi par les vidanges que l'on répand, telles qu'on les extrait des fosses d'aisances. Il en résulte qu'à la moindre pluie, il se forme des petits ruisseaux qui se jettent dans la Divette en y entraînant les produits excrémentiels qui ont servi d'engrais.

Or, la Divette alimente la population civile et les troupes de la marine, sauf une minime fraction. Les troupes de terre, presque en totalité, boivent de l'eau de source et seules ne furent pas atteintes.

II. *Épidémie du lycée de Quimper, 1886*, Dʳ H. THOINOT. — La ville de Quimper ne comptait pas un seul cas de fièvre typhoïde quand une épidémie éclata dans le lycée nouvellement bâti : pensionnaires, demi-pensionnaires, personnel, tous payèrent tribut (trente-quatre cas) à l'exception de cent cinquante-cinq externes dont pas un ne fut atteint. La déduction logique faisait rejeter toute influence d'émanations putrides ou d'égouts, auxquelles les externes eussent nécessairement payé tribu comme les autres.

Les externes ne prenant pas leurs repas au lycée, seule l'eau consommée pouvait être un point commun à tous les groupes atteints.

L'eau du Lycée de Quimper était nettement distincte de l'eau consommée en ville : elle provenait de puits et de citernes intérieurs. En ville il n'y eut qu'un cas de fièvre typhoïde, celui d'une femme, grande buveuse d'eau, qui profitait de ses relations avec le concierge du lycée pour venir quotidiennement faire à la loge sa provision d'eau.

III. *Épidémie de Clermont-Ferrand*, BROUARDEL et CHANTEMESSE. — En septembre 1886 une épidémie de fièvre typhoïde éclate à Clermont-Ferrand, brusquement disséminée dans toute la ville, elle subit une décroissance très nette en octobre, mais reparaît plus violente en novembre et en décembre.

Dans un rayon de deux ou trois kilomètres, Clermont est entouré de plusieurs petites villes : Mont-Ferrand, Royat, Chamalières. Mont-Ferrand seul subit l'épreuve d'une véritable épidémie de fièvre typhoïde qui débute en même temps que celle de Clermont, s'arrête de même en octobre pour reparaître plus forte en novembre et décembre, Royat et Chamalières sont alimentés d'eau par des sources spéciales. Mont-Ferrand seul se sert des mêmes eaux que Clermont,

IV. *Épidémies d'Angoulême et de Rennes*, L. TOINOT. — Angoulême jusqu'en 1889 recevait ses eaux potables de la Charente et surtout de la Touvre. La prise de la Charente s'effectuait près du pont Saint-Cybar; deux des égouts les plus importants venaient aboutir à la Charente en amont de la prise d'eau; un de ces égouts recevait sur son parcours le contenu de vingt-neuf fosses d'aisances.

La Touvre recevait en amont de la machine élévatoire les souillures de nombreuses usines, papeteries, moulins, etc., et toutes les déjections de la ville de Ruelle (3.000 habitants) presque toutes les latrines se déversaient dans la rivière.

La fièvre typhoïde jusqu'en 1889 décimait Angoulême : la garnison seule de 1875 à 1888 compte deux mille trois cent quarante-deux cas et quatre cent sept décès ! Les étroites relations entre la fièvre typhoïde et l'eau consommée ont été mises en relief par le Dr Roux, pour

l'épidémie de 1887 en particulier, d'une façon qui n'admet pas
de réplique.

Le 14 juillet 1889, la population civile et militaire d'Angoulème recevait l'eau de la Touvre, prise à la source même, en
dehors de toute contamination. Ce que devint la fièvre
typhoïde à Angoulème le voici : De 1880 à septembre 1889
(époque où l'ancienne eau supprimée le 14 juillet a pu cesser
son action typhoïgène) la moyenne mensuelle des cas a été
dans la garnison de 18,2. De septembre 1889 à août 1890
cette moyenne tombe à 0,63. La moyenne de mortalité est
pour la première période, toujours dans la garnison de 2,8 ;
dans la seconde période elle tombe à o. Ce résultat fut obtenu
sans que rien ne fut changé à aucune des autres *conditions*
hygiéniques d'Angoulème.

L'histoire de la fièvre typhoïde à Rennes est en tous points
semblable.

Rennes buvait de mauvaises eaux de puits et la fièvre
typhoïde y exerçait en permanence de gros ravages. On change
l'eau et l'on amène celle des sources que l'on distribue intégra-
lement à la garnison, la fièvre y disparaît presque absolument ;
et partiellement à la population civile où l'épidémie diminue
notablement. La diminution de la fièvre typhoïde a été en
raison directe de la suppression de l'eau typhoïgène ancienne
dans les deux fractions de la population.

Les eaux des vallées de la Minette et de la Loisance furent
substituées à l'eau de puits au commencement de l'été 1883.
De 1875 à 1882 la garnison avait eu mille trois cent dix-sept
cas de fièvre typhoïde et cent soixante-sept décès, soit 43,4
de mortalité typhoïdique pour dix mille d'effectif en cette
période.

De 1870 à 1882 les statistiques de l'état civil, fort incomplètes, donnaient 13,4 de décès typhoïdiques pour dix mille
habitants en moyenne.

De 1883 à 1892, la statistique de l'état civil mieux orga-
nisée accuse deux cent quatre-vingt-quatorze décès typhoï-

diques, soit 4,2 pour dix mille habitants. La statistique militaire donne en cette même période deux cent soixante-
quatorze cas et dix décès typhoïdiques ; soit 2,1 de mortalité
pour dix mille.

Ajoutons, qu'ici comme à Angoulême, la modification de
la fièvre typhoïde, en ville et dans la garnison a été brusque,
suivant immédiatement l'arrivée d'eau nouvelle et qu'aucun
autre changement hygiénique, dans la ville ne peut prétendre
à l'expliquer.

TROISIÈME GROUPE

1) *Epidémie du poste de police de Peckham.* — Six poli-
cemen contractèrent la fièvre typhoïde dans ce poste, de juin à
septembre. Ces hommes affirmaient qu'ils avaient été
souvent incommodés par des odeurs infectes dans la salle
où ils se tenaient. L'examen local fit découvrir que les lieux
d'aisances du rez-de-chaussée se déversaient, non pas dans
l'égout principal avec lequel ils n'avaient aucune connexion,
mais dans un vieux puits situé immédiatement au-dessous
de la salle en question. Une accumulation de plus de dix
pieds d'ordures s'était produite là depuis des années, et l'ouverture du puits n'était couverte que par les dalles du
passage. Ce cloaque fut comblé et la fièvre cessa.

2) *Epidémie de Jitomir 1886.* — M. Vaillard a relaté à
la Société médicale des hôpitaux (1889) le fait suivant observé
par M. Choun, médecin russe. Deux régiments d'infanterie
stationnant à Jitomir et recevant la même eau potable, sont
inégalement atteints par la fièvre typhoïde. Le premier
régiment donne un petit nombre de cas, 3,2 pour 1000,
en 1886 ; l'autre présente pendant cette même période une
morbidité bien plus élevée : ce dernier régiment est réparti
en des points différents de la ville. La fraction logée à la

caserne Hammerman se fait remarquer par une éclosion de
typhoïdes beaucoup plus grande que celle qui est relevée
pour l'ensemble des autres parties du même corps. Une
compagnie logeant dans cette caserne eut quatorze cas sur
quatre-vingt-dix hommes.

Cette manifestation intensive en une partie de la caserne,
provoque son évacuation en décembre 1886. Les murs sont
blanchis à la chaux, les parquets nettoyés par des solutions
antiseptiques. Les nouvelles troupes qui sont alors can-
tonnées n'eurent plus aucun cas de fièvre.

·˙·

Nous avons tenu à signaler ces observations bien
plus, pour montrer l'origine de la dothiénentérie
dans le régime des eaux d'alimentation, que pour
chercher à établir des points de comparaison, d'aucune utilité du reste, avec l'épidémie de l'Arbresle.

Nous avons trop été habitués, pendant les derniers
mois de l'année 1907 à entendre discuter des origines
tout autres que l'origine hydrique, à recevoir des critiques établies sur des raisonnements par trop spécieux,
pour que nous ne nous soyons pas efforcés, dans ce
travail, à montrer, par l'examen de fièvres typhoïdes
diverses, la véritable cause d'une épidémie de
dothiénentérie.

·˙·

En ce qui concerne l'origine de notre épidémie,
son extension et ses localisations nettement déterminées nous obligent à reconnaître que la cause
relève entièrement des eaux.

L'eau des rivières ne peut être incriminée, nous avons indiqué au début qu'elle n'était jamais employée pour la consommation.

C'est donc dans les eaux de sources et les eaux de puits qu'il faut rechercher le véhicule direct de l'agent de propagation. Reste à savoir quelles sont ces eaux et dans une hypothèse ou dans l'autre : quelles sources ou quels puits doivent supporter les responsabilités?

S'il n'est pas permis de dire que cette question, très importante pour la prophylaxie épidémique, ait fait couler beaucoup d'encre, en revanche elle fut la raison de nombreuses discussions et de grandes divergences d'idées.

La question étant posée, nous y répondrons tel que nous l'avons présentée.

De prime abord, il semble qu'il ne soit pas nécessaire de discuter longtemps sur ce point; la bactériologie ne devait-elle pas à elle seule nous répondre d'une façon précise? Ce fut là notre première pensée.

Des eaux furent prélevées dans les sources et dans quelques puits, les analyses bactériologiques en furent faites, soit au laboratoire d'hygiène par M. Lesueur, soit encore par M. Prothière de Tarare et M. Meyrieux de Lyon; nous en donnons ici les comptes-rendus.

ANALYSE DES EAUX DE SOURCES

Quatre échantillons ont été prélevés le 17 septembre :

> *Eau de la Fond-Devay (borne Mollon)*
> *Eau du réservoir de la route de Saint-Germain.*
> *Fontaine de la rue Saint-Julien.*
> *Fontaine de la rue du Marché.*

Voici le *résultat fourni par M. le Dr LESUEUR* (25 septembre : « Par tous les procédés employés tous les échantillons, même ceux ensemencés en très petite quantité, se sont montrés très riches en colibacilles, associés à plusieurs autres espèces microbiennes.

« Parmi ces dernières nous poursuivons encore actuellement l'isolement du bacille d'Eberth, rendu particulièrement long et difficile par la grande abondance de colibacilles. Un supplément d'enquête et un rapport complémentaire achèveront l'analyse qualitative à ce point de vue.

« Mais dès maintenant, la constance et l'abondance du colibacille dans tous les échantillons prélevés nous permettent de conclure que les eaux analysées sont absolument impotables parce qu'elles sont contaminées d'une façon massive par des matières fécales. »

Le 26 septembre, nouveau prélèvement :

> 1° *A la source même de la Fond-Devay*
> 2° *Boulasse Binder.*
> 3° *Réservoir Saint-Germain.*

Analyse du 2 octobre de M. le Dr LESUEUR : « Par les procédés habituels j'ai recherché le colibacille et le bacille d'Eberth dans ces eaux. Toutes se sont montrées très riches en colibacilles par suite très dangereuses. »

Analyse des eaux de puits par M. le D LESUEUR, *16 octobre :* « De toutes les eaux que j'ai examinées, seules celles des puits R..., avenue de la Gare et du puits G... dans la rue des Épis qui sont exemptes de colibacilles et de bacilles d'Eberth, toutes les autres doivent être contaminées par des infiltrations de matières fécales et par conséquent non potables. »

Analyse du 21 octobre, par M. PROTHIÈRE, *puits P..., route de Paris :* « Culture en milieu phéniqué assez rapide, réaction tournesolée faible, réaction positive de l'indol. Absence de l'Eberth. Beaucoup de coli. Eau dangereuse.

Puits G..., route de Tarare : « Culture assez rapide en milieu phéniqué, réaction tournesolée très faible, réaction de l'indol faiblement positive. Pas d'Eberth, du colibacille en faible quantité; eau suspecte.

Puits V..., montée Saint-Germain : « Culture rapide en milieu phéniqué, réaction tournesolée faible, réaction de l'indol très fortement positive. Pas d'Eberth, beaucoup de coli, eau dangereuse, »

Puits S..., rue Saint-Julien : « Culture rapide en milieu phéniqué, réaction tournesolée faible, réaction de l'indol positive. Pas d'Eberth, du colibacille assez abondant, eau très suspecte »

Puits R..., rue du Marché : « Culture rapide en milieu phéniqué, réaction tournesolée nette, réaction de l'indol très fortement positive. Pas d'Eberth, beaucoup de coli, eau dangereuse.

Puits R..., rue Centrale : « Culture lente en milieu phéniqué, réaction tournesolée très faible, réaction de l'indol positive. Pas d'Eberth, un peu de colibacilles, eau suspecte. »

Puits M..., rue Centrale : « Culture lente en milieu phéniqué, réaction tournesolée faible, réaction de l'indol très fortement positive. Pas d'Eberth, coli abondant, eau dangereuse. »

Puits B..., rue du Marché : « Culture lente en milieu phéniqué, réaction tournesolée faible, réaction de l'indol très fortement positive. Pas d'Eberth, du coli, eau suspecte. »

Puits B..., rue Centrale : « Culture rapide en milieu phéniqué, réaction tournesolée positive, réaction de l'indol très fortement positive. Pas d'Eberth, beaucoup de colibacilles, eau dangereuse. »

Puits B. ., rue Centrale : « Culture très difficile en milieu phéniqué, réaction tournesolée négative, réaction de l'indol négative. Pas d'Eberth, peu de colibacilles, l'eau presque pure le jour de l'analyse, très légèrement suspecte cependant. » Cette eau a été reconnue dangereuse à l'analyse du 16 octobre, faite par M. le Dr LESUEUR.

Puits G..., rue des Épis : « Culture très rapide en milieu phéniqué, réaction tournesolée très positive, réaction de l'indol très positive. Pas d'Eberth, beaucoup de coli, eau dangereuse. »

Puits G..., rue des Épis : « Culture assez rapide en milieu phéniqué, réaction tournesolée positive, réaction de l'indol positive. Pas d'Eberth, du coli assez abondant, eau très suspecte. »

Puits P..., route de Bordeaux : « Pas de culture en milieu phéniqué fort, ne réussit qu'en milieux très aqueux. Réaction tournesolée nulle, réaction de l'indol négative. Pas d'Eberth, pas de coli de façon appréciable, eau pure le jour de l'ana-

lyse. » Ce puits a été reconnu très suspect par M. le
D' LESUEUR, le 16 octobre.

Puits V...., route de Lyon : « Culture lente et difficile en
milieu phéniqué, réaction tournesolée à peine positive,
réaction de l'indol négative. Pas d'Eberth, pas de coli de
façon appréciable, eau presque pure au jour de l'analyse.

De l'examen de toutes ces analyses il ressort, que
les eaux de sources de la Fond-Devay et de Ravatel et
celles des puits, à l'exception des eaux de la rive
droite de la Brévenne, étaient toutes dangereuses du
fait de l'abondance de leurs colibacilles ; toutefois
aucune de ces analyses ne fait mention de l'Eberth.

Nous reviendrons plus loin sur ces résultats bactériologiques que nous nous permettrons de com-
menter ; disons simplement, que l'étude biologique
des eaux ne nous a pas renseignés au point de vue
dothiénentérique ; il est donc nécessaire de se repor-
ter à d'autres considérations pour préciser quel a été
le véritable véhicule des germes épidémiques.

En premier lieu, la répartition topographique nous
fournit de précieuses indications. Si nous examinons
le tableau déjà fourni, nous voyons que les rues et
les quartiers où se trouvent le plus de typhiques sont
ceux dont les habitants usent des eaux de la canalisation communale. En revanche, à l'extrémité de la
rue des Épis, dans la rue des Vernays, dans la seconde
moitié de la rue de Bordeaux et dans le quartier de la
gare, c'est-à-dire dans les parties de la ville qui ne
sont pas traversées par la canalisation, on ne trouve

presque aucun cas ; ceux rapportés sont même très discutables et rélèvent presque tous de malades ayant bu de l'eau hors de chez eux.

Il est intéressant de signaler ici l'opinion que nous a transmise le Dr RAOUL médecin-major du 98me, elle ne vient qu'affermir notre conviction : « J'ai constaté en général, dit M. RAOUL, que les compagnies qui avaient fait usage d'eau de puits n'avaient aucun cas, et inversement celles qui avaient fait usage des eaux de la canalisation générale, comptaient parfois plusieurs malades.

Ainsi deux compagnies étaient logées dans la première maison de l'avenue de la gare, à gauche en allant à l'Arbresle, cette habitation renferme une salle de concert, ces deux compagnies n'ont pas eu un seul cas. En est-il de même des habitants de cette maison ?

Trois compagnies étaient à la salle de gymnastique, au-delà de la ligne du chemin de fer, près de la route de Saint-Bel, il y a dans la cour un puits. Dans ces compagnies il y eu trois cas qui ont pu, il est vrai, être contractés dans les cafés de l'Arbresle.

Enfin une compagnie, cantonnée à Palma dans une grange, près de laquelle se trouve un puits, n'a eu qu'un cas, vraisemblablement contracté en ville de la même façon.

Par contre la compagnie logée dans le préau des écoles fut fortement atteinte, celle-ci s'étant approvisionnée à la fontaine de la place. »

Un second argument réside dans le fait que, dans

l'agglomération même de l'Arbresle, nous connaissons des familles qui se sont, pendant toute l'épidémie, alimentées exclusivement d'eau de puits déclarée dangereuse ultérieurement par l'analyse, sans pour cela être inquiétées un seul instant par la maladie.

Enfin il existe des commerçants fabriquant des limonades avec les eaux de leurs puits, ces eaux ont été déclarées nettement contaminées par l'abondance de leurs colibacilles ; ces limonades avaient été cependant consommées dans les campagnes environnantes, sans qu'il y ait eu aucun cas de fièvre typhoïde signalé.

Les trois considérations que nous relatons nous paraissent suffisantes pour conclure : que les puits renfermaient du colibacille en quantité considérable, du fait de leur voisinage trop direct avec les fosses d'aisances ; mais qu'à ces colibacilles, ne se trouvaient pas joint de l'Eberth ; par suite, et nous pensons l'avoir suffisamment démontré, il faut admettre que ce sont les sources, par leurs eaux polluées, qui ont déterminé à elles seules, l'épidémie.

Si l'on se rappelle les orages qui se sont déclarés dans notre région le 19 août et qui frappèrent plus particulièrement le plateau d'Apinost et de Saint-Germain. On se souvient de l'épouvantable cyclone qui éprouva si durement cette région. Des arbres d'un mètre de circonférence furent couchés à terre ; des ceps de vignes, chargés de leur récolte en pleine maturité, complètement arrachés ; des toitures entières démontées. Une nappe d'eau de plusieurs centimètres d'épaisseur, recouvrait la surface du sol.

Les jours suivants le débit des sources fut sensiblement augmenté et, pendant quelques temps, les eaux perdirent leur limpidité.

Il est certain que le sol de cette région a été lavé par les eaux d'orage dans ses parcelles les plus intimes, aucun germe pathogène ne fut épargné, tous ont subit la même orientation, tous ont été collectés dans les fissures aboutissant à l'origine de nos sources.

L'orage s'était déchaîné le 19 août ; le 2 septembre furent signalés les premiers cas de fièvre. Il y a donc une relation évidente, de causes à effets, qui s'impose.

Fournir la part qui revient à chacune des sources, nous semble d'une appréciation plus difficile ; et cependant si l'on considère deux quartiers, celui de Saint-Julien et celui du haut de la rue de Paris, recevant chacun l'eau d'une seule source, nous voyons que le premier alimenté par Saint-Germain n'a eu qu'un malade, tandis que le second, relevant de la Fond-Devay, en a signalé dix-neuf.

Malgré ces observations nous ne pouvons apporter de certitudes, du fait de l'origine commune de ces eaux. Nous dirons simplement que la Fond-Devay semble avoir la plus grande part des responsabilités. Enfin, il est une croyance qui a paru s'accréditer à un certain moment dans la population et que nous nous sommes toujours efforcés de détruire. On a voulu insinuer que l'épidémie était due à des infiltrations dans la canalisation ; nous n'avons pas la prétention d'affirmer que la canalisation de la ville de l'Arbresle soit parfaitement étanche; nous dirons même : pas de canalisation sans fuite ; mais nous croyons pouvoir démontrer facilement que ces infiltrations possibles, ne sont pour rien dans l'origine de la maladie,

Pour rendre cette démonstration plus évidente, nous diviserons la canalisation en trois tronçons ; le premier allant de la source à la traversée de la Turdine ; le deuxième de ce même point, qui est le carrefour des Trois-Maures à la rue Boucharnin ; le troisième comprenant la canalisation principale et ses branchements dans l'agglomération.

Dans la dernière portion, si la canalisation avait été le point de départ de l'épidémie, celle-ci se serait trouvée circonscrite dans toute son aire de distribution, et seulement dans cette région, et alors comment expliquer les cas très nombreux que l'on trouve sur toute la rive gauche de la Turdine ?

Si la conduite avait eu une rupture dans la traversée de la Turdine, cette partie se trouvant de beaucoup la plus basse, six mètres au moins au-dessous de la canalisation d'amenée et de distribution, l'eau, toujours en charge, n'aurait pu que s'échapper du conduit sans jamais y pénétrer ; et d'ailleurs dans cette conjoncture comment les cinquante cas au moins, qu'il y eut en amont de cette partie de la canalisation, se seraient-ils produits ?

Reste la première portion de la canalisation, celle

de la Fond-Devay, placée sur le côté droit de la route
nationale de Paris à Antibes. Celle-ci n'a pu se
trouver contaminée, puisqu'il n'existe de ce côté et
au-dessus d'elle aucun dépôt d'immondices et que les
quelques fosses qui se trouvent du côté opposé sont à
une distance telle qu'il est naturellement impossible
que les infiltrations, pouvant en provenir, puissent
pénétrer dans des fissures de la canalisation ; l'épaisseur du macadam, dans toute la largeur de la route,
formant une paroi séparative infranchissable.

Enfin si la canalisation du Ravatel est la véritable
cause de l'affection, comment expliquer les cas, au
nombre de plus de quinze, qui se sont présentés dans
le haut de la rue de Paris, autour de la fontaine
branchée directement sur la conduite de la Fond-
Devay, à plus de trois cents mètres de la réunion des
deux canalisations ?

.˙.

A côté des causes déterminantes que nous venons
d'examiner, il faut joindre l'étude des faits qui ont
provoqué l'évolution de notre épidémie, telle que
nous l'avons indiquée.

La première semaine le diagnostic de fièvre
typhoïde n'étant point établi, on ne pouvait songer
à remplacer ou à modifier les eaux jusqu'alors
employées.

Une fois la nature de l'épidémie connue, les règlements municipaux se multiplièrent comme nous
l'avons signalé. On peut admettre que la mise en

pratique de l'ébullition des eaux ne fut pas acceptée par tous, dès les premiers jours de sa prescription. De plus, si nous reconnaissons à la fièvre typhoïde une incubation variant jusqu'à dix jours, nous arrivons à la fin de la première période que nous avons établie, allant du 3 au 21 septembre; pendant ce laps de temps, la moyenne journalière des nouveaux malades reste élevée du fait qu'il est impossible de combattre l'épidémie dans sa cause déterminante.

Pour la seconde période, c'est-à-dire du 21 septembre au 12 octobre, les cas signalés relevaient surtout de l'insouciance de certains habitants. Malgré les conseils donnés par le corps médical et les prescriptions de la municipalité, un certain nombre de ménages restaient indifférents et continuaient à faire usage d'eau contaminée.

Il faut aussi ajouter les cas assez nombreux provoqués par la contagion directe. Nous avons eu l'occasion de relever dans un certain nombre de familles, des cas où la fièvre était transmise par le mari ou les enfants à la femme qui leur prodiguait sans ménagement et aussi sans prudence ses soins de tous les instants.

Enfin, pendant la troisième période l'ambulance est installée, les fontaines publiques sont fermées, la contamination directe n'existe plus ou presque plus; la population est effrayée et craintive. Ceux que les occupations ne retiennent plus à l'Arbresle ont quitté la région; les personnes qui y demeurent ont subi une sélection naturelle, elles sont moins vulnérables

au bacille d'Eberth, elles observent aussi les plus
sérieuses précautions pour ne pas être frappées à
leur tour.

Pendant cette période les cas sont de plus en plus
rares, l'épidémie s'achève.

.·.

Au point de vue clinique, nous avons recueilli cent
cinquante observations environ relevant, soit de
malades soignés par nous à domicile ou à l'ambulance, soit aussi de malades traités dans les divers
hôpitaux de Lyon.

Nous donnerions une trop grande importance à
notre travail en publiant ces observations ; Nous nous
contenterons seulement de condenser, dans un même
ensemble, les points importants qui s'en détachent et
de saisir les contrastes que nous pourrons y rencon-
trer.

Dans toutes ces observations nous retrouvons une
allure particulière de l'affection, allure qui s'écarte,
en bien des points, de celle que nous sommes habitués
à trouver en général dans les cas de fièvre typhoïde
isolée et dont on signale la description dans les
traités et ouvrages de pathologie interne.

C'est là une opinion que nous avons eu l'occasion
de partager avec tous nos confrères de l'Arbresle.
M. le Dr Riau, de Bessenay, qui soigna dans sa commune une fièvre typhoïde contractée à l'Arbresle, nous
disait en octobre dernier : « Depuis un certain nom-

bre d'années, j'ai l'occasion de soigner chaque automne des fièvres typhoïdes dans ma région, je n'ai jamais trouvé une forme aussi particulière, aussi anormale que celle que je soigne en ce moment. »

Nous étudierons en premier lieu les divers symptômes que nous examinerons séparément ; puis l'évolution de l'affection dans l'ensemble de ces symptômes ; enfin la convalescence et les complications.

L'anorexie, dès le début de l'affection et pendant toute sa durée, fut constante chez tous les malades. L'appétit, qui revient généralement au moment de la défervescence, si marqué et si exigeant qu'il est souvent très difficile de faire garder la diète jusqu'à complète apyrexie, ne nous a pas paru faire retour avec une aussi grande rapidité : Quelques malades se sont bien plaints d'une abstinence un peu longue, mais la plupart nous ont semblé ignorer jusqu'au milieu de leur convalescence le besoin de s'alimenter.

La langue est restée humide, cependant assez caractéristique, légèrement blanche, saburrale au centre, rouge ou rose à sa pointe et sur les bords. Même chez nos malades très gravement atteints, nous n'avons presque jamais trouvé de langue cornée, sèche, rôtie, recouverte de fuliginosités sur sa surface.

Nous avons relevé deux cas d'angines pultacées ; un cas de muguet chez un malade qui mourut de complications rénales.

Les vomissements furent plutôt rares, nous ne les avons observés qu'une dizaine de fois. Chez un malade en particulier, ce symptôme dura toute la période de fièvre et se produisait à la suite de la plus légère absorption de tisanes, lait, et même de boissons glacées.

Du côté de l'intestin deux symptômes importants firent presque toujours défauts, surtout dans le début de l'affection : le gargouillement et la diarrhée.

Le premier se montra tardivement, huit à dix jours après l'éclosion de l'affection et ne se produisait que lorsque les malades avaient débarrassé leurs intestins, sous l'action des lavements froids d'eau bouillie, qui leur étaient donnés.

La diarrhée manqua presque toujours, la fièvre commençait par une constipation plus ou moins opiniâtre ; il fut nécessaire bien souvent de prescrire des lavements ou des laxatifs, pendant une grande partie de la maladie, afin d'assurer la liberté de l'intestin. Ce n'est guère que pendant la période terminale, ou dans la convalescence que disparut ce symptôme.

Le ventre resta le plus souvent indolore et la palpation abdominale fut presque toujours très bien tolérée. Un de nos malades demeura en proie à de très vives douleurs irradiant dans tout l'abdomen, ces douleurs ne furent calmées que par des injections de morphine, elles ne durèrent d'ailleurs que deux jours pour disparaître ensuite d'une façon absolue,

Les hémorragies intestinales furent avec les complications hépathiques et purulentes, que nous étudierons plus loin, les symptômes prédominants de notre épidémie.

Sur cent cinquante observations que nous avons recueillies, cinquante-trois malades ont eu une ou plusieurs hémorragies intestinales. Dans dix-neuf cas, celles-ci se sont répétées plus de deux fois et dans trois de ces derniers, nous avons relevé cinq, six et huit hémorragies; chez ce malade la mort se produisit par perforation intestinale.

C'est le plus souvent au début de la seconde quinzaine de l'affection que ces hémorragies se montraient; dans les formes à répétition, l'intervalle variait de trois à huit jours.

Nous ne pouvons discuter la formule de Griesinger au sujet du pronostic des hémorragies intestinales ; il nous a été difficile de juger de leur abondance, car le sang épanché était rarement recueilli et conservé; toutefois la courbe thermique présentait généralement un abaissement de température assez sensible, cinq dixièmes à deux degrés.

Sur les cinquante-trois hémorragies intestinales que nous signalons, il y eut cinq décès dont quatre par suite de perforation intestinale.

Nous conclurons que l'hémorragie tire surtout sa gravité des perforations qui peuvent en résulter. L'anémie provoquée par l'écoulement sanguin semble avoir plutôt une action favorable, en éliminant une certaine quantité de toxines de l'organisme. Nous

avons en effet pu constater qu'après chaque hémorragie, la température s'abaissait et la diurèse
augmentait quelquefois durant plusieurs jours.

La vésicule biliaire fut particulièrement douloureuse à la palpation pendant la période terminale.

Le foie augmenta rarement de volume.

La rate demeura imperceptible dans la moitié des
cas ; dans quelques-uns il y eut une hypertrophie
très marquée de cet organe et une sensibilité très
grande à la pression. Chez une de nos malades, nous
fûmes obligés de recourir à la morphine en plusieurs
occasions pour calmer des douleurs spléniques spon-
tanées et subintrentes.

Du côté de l'appareil respiratoire les symptômes
furent, à part les épitaxis de début presque toujours
absentes, ceux que l'on retrouve dans les fièvres
typhoïdes ordinaires. La congestion des bases fut de
règle, accompagnée souvent d'une toux persistante
et toujours très pénible.

Nous signalerons trois bronchopneumonies dont un
décès.

L'appareil circulatoire fut particulièrement affecté.

Nous n'avons pas relevé de lésions de l'endocarde
si ce n'est de lésions anciennes. Mais en revanche le
myocarde fut fortement touché. Chez beaucoup, les
bruits du cœur étaient difficiles à percevoir au stétos-

cope; nous avons souvent retrouvé le rythme fœtal
chez les malades aux pulsations très nombreuses.
L'arythmie fut fréquente chez les personnes âgées,
nous ne l'avons pas observée chez les enfants ou chez
les adultes de vingt à trente cinq ans.

Ces troubles du myocarde furent la grande cause
des décès, qui dans plus de la moitié des cas rele-
vèrent de complications cardiaques, telles que syn-
copes ou collapsus.

Le pouls s'accéléra rapidement dès le début;
cent vingt pulsations et au-delà, alors que la température n'atteignait pas 40°; cette accélération persista
souvent quelques jours après la défervescence.

Nous avons présenté, à M. le Dr Pic, une malade
qui pendant trois mois est restée avec plus de cent
cinquante pulsations alors même que sa température demeurait le dernier mois au-dessous de 38°.
Chez cette malade encore alitée, mais complètement
apyrétique, la tachycardie persiste avec cent dix et
cent vingt pulsations.

Le dicrotisme fut très accentué dans la plupart des
cas, quelquefois même le second temps avait une
intensité presque égale au premier.

La céphalée manqua chez un tiers environ de nos
malades.

Les symptômes nerveux du début furent presque
toujours absents.

L'indifférence, la prostration, la stupeur qu'on a
l'habitude de trouver chez les dothiénentériques dès

le commencement de leur affection et qui donnent au malade un masque bien caractéristique, ont neuf fois sur dix fait défaut. Nos typhiques ne présentaient aucune somnolence, rarement de délires, ils discouraient, restant très calme, avec toutes les personnes qui les approchaient. Certains d'entre-eux, ayant déjà vu des fièvres typhoïdes, ne voulaient admettre à l'arrivée du médecin, qu'ils soient atteints à leur tour : n'étant pas, disaient-ils, abattus ; n'ayant pas de maux de tête, pas de saignements de nez ; à leur avis ce ne pouvait être qu'une indisposition passagère. Le thermomètre, chez eux, indiquait toujours une température voisine de 40°.

Pendant les quinze premiers jours, on retrouve presque partout cet état d'esprit éveillé malgré une fièvre très élevée ; ce n'est que tardivement et seulement dans les cas très sérieux que la prostration apparaissait.

Dans la période terminale, chez les malades ayant une forme grave, nous avons souvent trouvé du tremblement musculaire et de la carpologie.

Chez ceux atteints de perforation intestinale le hoquet fut de règle ; il ne fut pas observé chez les autres. Chez un, cependant en convalescence, nous l'avons remarqué, persistant quatre jours d'une façon presque permanente ; il disparut de lui-même sans que nous ayons pu en reconnaître la véritable cause.

L'appareil urinaire ne semble pas avoir été affecté d'une façon spéciale : la quantité d'urine était sensiblement réduite chez tous. Cinq observations signalent de l'albuminurie. Il y eut un décès par néphrite infectieuse; les autres cas se sont montrés en fin de fièvre, et, sous l'action du régime lacté, ont disparu dès les premiers jours de la convalescence.

Les taches rosées lenticulaires ne se rencontrèrent pas chez tous nos malades, nous n'en n'avons jamais trouvées chez les enfants; parmi les adultes un tiers n'en n'ont pas eu, presque dans tous les cas ces taches se sont montrées tardivement et très peu nombreuses, deux ou trois à la fois seulement. Il nous a été signalé par un de nos confrères, un cas d'érythème généralisé.

La température a affecté un tracé assez différent du graphique ordinaire de la dothiénentérie. La fièvre a le plus souvent présenté de grandes oscillations : nous avons sous les yeux des graphiques montrant des variations de deux et trois degrés dans une même journée, sans que l'on puisse attribuer au traitement ces écarts de température. De plus, nous avons eu plusieurs malades chez lesquels la fièvre après avoir donné des 39° et 39°5, semblait tomber au bout de trois ou quatre jours à 37° et 38°; ces rémissions n'étaient que passagères, quelques jours après la température remontait rapidement à 39° et 40°.
En général, la température dite en plateau, n'a guère été observée, les variations étaient grandes du matin au soir et aussi d'un jour à l'autre.

La défervescence fut, ou très rapide, trois ou quatre jours dans 65 °/₀ des cas, ou très longue durant souvent plusieurs semaines; les complications étaient alors presque inévitables.

A côté de ces symptômes que l'on retrouve dans le cours de la fièvre typhoïde nous signalons les deux groupes de complications qui, dans la convalescence, nous ont paru de beaucoup les plus fréquentes.

Les premières, les plus nombreuses et aussi les plus graves, furent certainement les complications hépatiques. Le foie devenait douloureux, la rétention biliaire, souvent absolue, entraînait une pigmentation très accusée des urines, une décoloration complète des fécès et un ictère quelquefois assez marqué. Ces complications s'accompagnaient, dans la moitié des cas, d'une élévation de température; dans les autres les malades restaient apyrétiques. Particulièrement chez ces derniers, cette complication avait une évolution très lente, interrompue par des périodes d'accalmies passagères qui pouvaient faire croire à la guérison. Dans tous les cas la convalescence fut très retardée car malgré le retour des fonctions hépatiques et biliaires, l'appétit n'apparut toujours que très tardivement.

Des suppurations à localisations variées, quelquefois multiples, se montrèrent aussi comme complications, dans quelques cas c'est pendant la période aiguë de la dothiénterie que se produisirent ces accidents purulents; le plus souvent ce fut au début de la convalescence.

Chez cinq malades nous avons relevé des localisations périostiques, avec abcédation dans trois cas, dans ces derniers, le tibia, le cubitus, l'apophyse mastoïde en furent le siège.

Chez deux nous avons eu un phlegmon du périnée et du grand droit de l'abdomen. Enfin un grand nombre de convalescents furent atteints de petits abcès, furoncles, boutons purulents.

Pour nous résumer et dans le but de montrer les caractéristiques de notre épidémie, nous dirons *que la fièvre typhoïde de l'Arbresle se signala par un début anormal c'est-à-dire absence de diarrhée et de prostration, et par une virulence toute particulière de ses germes et de leurs toxines ce qui explique l'abondance des hémorragies intestinales, la fréquence des troubles hépathiques et des suppurations variées, les symptômes cardiaques et enfin la température à grandes oscillations que nous avons signalées.*

.˙.

En général c'est parmi les cas du début que la fièvre a présenté sa plus grande acuité; les derniers que nous avons observés ont été de beaucoup les moins sérieux et les plus courts comme durée, la gravité a subi la même évolution que l'épidémie elle-même.

La période d'incubation a pu être déterminée d'une façon très précise pour les cas de fièvre contractée par des gens de passage à l'Arbresle. Cette période varie de sept à onze jours.

Les rechutes ont été assez nombreuses, elles furent occasionnées le plus souvent par les complications que nous avons signalées.

La durée moyenne de l'affection fut de quatre semaines environ. Dans les cas tardifs, c'est-à-dire dans ceux qui se déclarèrent à fin octobre ou dans le cours du mois de novembre, cette durée fut réduite à trois semaines et même quinze jours.

Nous avons retrouvé, chez un certain nombre de malades atteints de ces typhoïdettes, les symptômes anormaux que nous avons déjà indiqués; ils avaient il est vrai une intensité moindre, une évolution plus courte, toutefois ils permettent de confirmer d'une façon absolue l'unité étiologique de presque tous les cas déclarés.

Il ne semble pas que l'état général individuel ait joué un rôle bien établi. Nous avons rencontré des familles où certains membres de constitution excellente étaient frappés de fièvre, alors que d'autres à allure plutôt grèle restaient indemnes. Nous indiquerions facilement des exemples inverses.

Il nous a paru en être de même pour ce qui concerne la situation sociale de chaque malade. La classe ouvrière a payé un très large tribut à l'épidémie; mais nous avons fait remarquer qu'elle constituait à elle seule la grosse majorité de l'Arbresle. De plus le mois de septembre étant la période des vacances, un certain nombre de bourgeois avaient quitté notre localité avant le début de l'épidémie.

Le sexe et l'âge semblent avoir joué un rôle plus important : la plupart des malades furent des jeunes filles et des jeunes femmes de quinze à trente ans ; il y eut aussi beaucoup d'enfants, quelques personnes de plus de quarante-cinq ans, enfin un nombre d'hommes relativement restreint.

Cette variation relève à notre avis du fait que la femme est plus habituée à boire de l'eau ; l'homme dans nos pays de vignoble boit facilement le vin pur. De plus les femmes furent appelées à soigner les malades dès le début de l'épidémie, elles ont été soumises à la contagion directe.

La totalité des malades dont nous avons donné le chiffre précédemment, se répartit de la façon suivante :

Hommes	41	Jeunes gens	21
Femmes	83	Jeunes filles	54
	Enfants	71	

La mortalité a été de vingt-six décès, ce qui donne pour un total de deux cent soixante-dix cas un pourcentage légèrement inférieur à 10.

On ne peut chercher à comparer ce chiffre avec ceux fournis dans diverses statistiques. La gravité d'une épidémie de dothiénenterie est en fonction directe de la virulence des germes. Nous pensons que la mortalité a été réduite au minimum dans une épidémie comme celle de l'Arbresle dans laquelle les phénomènes de toxicité ont été particulièrement accusés.

Les différents décès relèvent pour un tiers d'affections concomittentes, pour un second tiers de phénomènes cardiaques; les derniers ont pour cause l'hémorragie et la perforation intestinale, une bronchopneumonie, une néphrite et une complication méningée consécutive à une mastoïdite : au point de vue du sexe nous avons perdu quinze femmes et onze hommes, pas d'enfant.

Nous ne discuterons pas les thérapeutiques employées, elles ont été assez différentes d'un hôpital ou d'un médecin à un autre; nous signalerons simplement l'action sédative très marquée que nous avons trouvée dans l'usage des bains à 28° pour les formes traînantes. Nous avons observé des défervescences incomplètes se prolongeant depuis une et deux semaines, s'achever en quelques jours sous l'action de ces bains.

Nous terminerons ce chapitre par quelques considérations qui nous ont paru se détacher des divers renseignements donnés par les analyses bactériologiques.

Les modifications que nous avons relevées au schéma clinique de la fièvre typhoïde donnent à notre épidémie ses caractères personnels, mais ce ne soit que des modalités de symptômes divers adaptées à une affection identique; on ne peut nier malgré l'hésitation naturelle du début, que nous ayons eu affaire à de la dothiénentérie.

Le sérodiagnostic s'est confirmé trop nettement positif chez tous les malades traités à l'Hôtel-Dieu, pour qu'il soit permis d'émettre à ce sujet le moindre doute.

Or, au point de vue étiologique le bacille d'Eberth n'a été nulle part signalé, fallait-il conclure, du fait de l'abondance du colibacille dans toutes les eaux, que le danger était de partout : la nappe souterraine, brusquement, s'était contaminée sous l'influence d'un démon infernal qui avait décidé la destruction de notre population jusqu'au dernier de ses habitants; guerrier terrible, frappant sans pitié, il aurait su se cacher des regards indiscrets jusqu'au jour où, maître de la place, le sérodiagnostic le faisait découvrir dans le sang de sa victime.

Ce n'est certes pas là notre avis. L'Eberth n'a pas contaminé toutes les eaux comme nous croyons l'avoir démontré ; seulement les analyses bactériologiques auraient dû nous fournir une plus grande précision, c'est là un gros reproche que nous nous permettons de leur adresser.

On nous a fait observer, il est vrai, que nos eaux devaient renfermer de l'Eberth — la nature de l'épidémie le prouvait sans analyse — mais que le coli se trouvait en quantité telle qu'il n'était plus possible de les séparer l'un de l'autre. Nous ne pouvons guère discuter cette argumentation, nos connaissances pratiques de bactériologie sont trop restreintes ; il nous semble cependant que par des procédés de dilutions successives il aurait été possible d'arriver à une précision plus grande dans l'analyse.

Au point de vue théorique cette discussion peut paraître inutile : les eaux renfermaient du coli, de ce fait elles se trouvaient polluées, et dangereuses, par suite il fallait en supprimer l'usage. Mais dans une agglomération de l'importance de l'Arbresle, la quantité d'eau nécessaire chaque jour est trop grande pour que l'on puisse facilement l'assurer en s'adressant à des eaux d'une autre provenance que celles dont nous disposions. Il nous semble qu'il faudrait avant d'employer une prophylaxie aussi radicale, avoir l'assurance absolue que les eaux renfermant du colibacille sont forcément dangereuses. Or ce n'est pas là notre avis. Le colibacille est un bacille saprophyte de l'intestin, son abondance y est considérable, bien plus grande que dans n'importe quelle eau, sans pour cela que son hôte en soit incommodé ; il n'y a aucune raison pour que ce microbe ne se montre pas d'une innocuité aussi grande dans l'eau d'un puits que dans l'intestin d'un particulier.

La présence de coli dans une eau, indique que cette eau renferme des dilutions fécales ; ce n'est certainement pas un brevet de pureté, mais si l'on peut assurer que les fosses susceptibles de pourvoir à leurs flores n'ont pas reçu de déjections typhiques, il est prudent d'en surveiller l'emploi, mais il ne faut pas en proscrire l'usage d'une façon absolue.

Un argument qui viendrait également à l'appui de notre thèse, est celui qu'aurait pu fournir l'examen de nos puits avant l'épidémie. Il est bien certain que les analyses bactériologiques à ce moment, auraient été identiques à celles qui furent faites en septembre dernier et pourtant avant ce mois il n'était pas signalé de fièvre typhoïde.

Nous pensons que beaucoup de sources et de puits sont dans la situation des nôtres sans pour cela avoir entraîné d'épidémie et même de cas isolés de dothiénentérie.

Une précision plus grande dans les résultats d'analyses nous aurait permis une prophylaxie plus rationnelle. Il eût été possible de fermer immédiatement les fontaines alimentées par les eaux de sources, de conseiller l'usage temporaire des eaux de puits en attendant que la municipalité fournisse à toute la ville des eaux bactériologiquement pures, grâce à l'installation de son appareil d'épuration.

Pour nous, la difficulté sinon l'impossibilité dans laquelle on s'est trouvé pour déterminer l'Eberth, réside dans le fait de sa grande ressemblance avec le colibacille. Ne serait-il pas plus rationnel d'admettre que l'Eberth n'est qu'une modalité spéciale du coli et que de celui-ci à l'Eberth on doit retrouver une série de formes à caractères et à réactions progressivement différents : polymorphisme qui se traduit bien en cli-

nique par les diverses étapes de l'embarras gastrique
à la fièvre typhoïde.

Les bactériologistes, à notre avis, restent trop
indifférents aux théories de Darwin sur l'évolution
des espèces et paraissent bien facilement oublier les
peines qu'ont éprouvées les naturalistes à élaborer
l'échelle philogénique des êtres vivants. Ils semblent
trop souvent que leur principale préoccupation soit
de multiplier les espèces et d'établir entre chacune
d'elles des fossés infranchissables.

Il serait intéressant de rechercher si, par les modifications d'une même réaction, on pourrait établir les
divers états d'être du coli. Les variations de l'agglutination dans le sérodiagnostic ne relèvent-t-elles pas
de virulences différentes de la toxine typhique ?

III

Si la richesse d'une nation dépend du travail qu'elle fournit, le facteur le plus important est certainement le nombre des individus qui y concourent ; de là l'obligation dans laquelle se trouve tout pays en évolution de faire progresser d'une façon constante sa population.

Cet accroissement peut s'obtenir par l'augmentation des naissances, ce n'est pas un argument que nous devions retenir ici.

Une seconde solution est celle de la diminution des décès. La médecine depuis trente ans a fait d'immenses progrès, l'hygiène s'est révélé grand protecteur de la santé publique et malgré cela la mortalité annuelle en France n'a pas sensiblement diminué.

Un grand nombre de maladies sont connues dans leurs causes et dans leurs origines, il ne semble pas jusqu'à présent, qu'on ait suffisamment cherché à éviter et à faire disparaître ces dernières.

Les hygiénistes sont légion dans notre pays, leur compétence et l'importance de leurs recherches sont connues du monde entier ; malheureusement les Pouvoirs publics ne leur ont point encore donnés un appui suffisant pour l'application de leurs découvertes.

Les lois et les règlements d'hygiène sanctionnent

les améliorations nouvelles, mais n'obligent pas les municipalités à les appliquer dans leur commune.

Il est établi après chaque crise ministérielle des sous-secrétariats nouveaux ; pourquoi ne créerait-on pas le poste de sous-secrétaire d'hygiène, destiné à l'amélioration et à la conservation de la santé publique ? Cette idée a été émise depuis longtemps, toutefois elle ne semble pas avoir préoccupé beaucoup les membres de nos parlements.

Les commissions d'hygiène dans chaque région ou département pourraient avoir un rôle plus important que celui qui leur a été donné jusqu'alors. Non seulement, chargé d'apprécier les réformes, elles pourraient prendre contact avec les municipalités et indiquer les modifications bienfaisantes à apporter dans une commune.

Des commissions techniques pour les questions importantes de l'hygiène pourraient être aussi constituées ayant chacune leur attribution spéciale.

Au sujet de la recherche des eaux potables le congrès d'hygiène, tenu à Bruxelles du 2 au 8 septembre 1903, formulait la conclusion suivante : « On peut se demander si un service technique spécial, essentiellement géologique dans certains de ses éléments, ne serait pas un objectif des plus hautement désirable ? Il serait chargé aussi bien de fournir des éclaircissements pendant la phrase d'étude préalable des projets, que d'organiser la surveillance ultérieure, continue, de toutes distributions d'eaux ; qu'elles émanent du calcaire fissuré ou des sables filtrants. Il

pourrait rendre les services les plus signalés et prévenir soit de regrettables fausses recherches, soit de
lamentables et coûteux échecs en matière d'entre-
prises d'eaux alimentaires, soit de graves atteintes à
la santé des populations desservies ».

Enfin nous voudrions voir les commissions d'hygiène, se placer sur un terrain plus pratique et envisager avec les modifications à apporter, la dépense
qui en résultera ; en d'autres termes permettre l'application d'un programme d'hygiène par fractionnement
de celui-ci et non pas en exiger l'exécution intégrale
et immédiate ; les ressources communales se trouvent trop souvent insuffisantes pour subvenir en
même temps aux frais de plusieurs améliorations.

Pour demeurer dans le cadre de notre sujet, nous
n'exposerons l'étude de la prophylaxie épidémique
qu'en ce qui concerne la fièvre typhoïde, en nous
préoccupant surtout des causes étiologiques relevées
dans les diverses relations que nous avons signalées.

Nous envisagerons ensuite la situation particulière
de l'Arbresle et les réformes qu'il sera nécessaire
d'appliquer pour éviter le retour d'une semblable
épidémie.

La fièvre typhoïde étant déterminée par le bacille
d'Eberth dont le siège d'élection est surtout l'intestin,
c'est naturellement pas des matières fécales que les
germes microbiens s'éliminent de l'organisme. Ces

germes sont, dans la très grande majorité des cas, lavés par l'eau qui les entraîne et leur sert de véhicule pour la contagion.

Comme conséquence directe de cette étiologie et comme prophylaxie individuelle, il y a lieu, toutes les fois qu'un cas de dothiénentérie est déclaré, de prendre les plus grandes précautions au point de vue de la stérilisation des matières fécales et de tout ce qui peut être souillé par les germes de la maladie, tel que : draps, linge de corps, etc...

Prolonger jusqu'à complète guérison, un mois ou deux suivant la convalescence, les précautions prises à ce sujet. Le malade devra pendant cette période se rendre dans des cabinets dont la fosse sera étanche et purifiée par l'addition d'un lait de chaux tous les deux ou trois jours. Enfin l'appartement dans lequel le typhique aura été soigné sera désinfecté.

La question des eaux potables en ce qui concerne l'hygiène communale, est la plus importante, par suite la première à envisager.

Il faut compter cinquante à soixante litres d'eau par jour et par tête d'habitants.

Les communes situées aux environs de villes pourvues d'un service d'eau, privé ou municipal, n'ont qu'à traiter directement avec les compagnies ou les municipalités. Aux environs de Lyon : à Tassin la Demi-Lune, Charbonnières, Sainte-Foy, Oullins, etc., ce sont les eaux filtrées du Rhône qui sont distribuées par les soins de l'ancienne compagnie des eaux de Lyon.

Pour les communes qui ne peuvent bénéficier de cet avantage, il y a lieu de considérer le cas de celles dont la grande majorité des habitations est groupée dans une aire limitée et aussi celui des petites agglomérations ou des maisons isolées.

En premier lieu et principalement dans les chefs-lieux de canton de trois ou quatre mille habitants la quantité d'eau potable consommée chaque jour est très importante.

Nous déconseillons d'une façon absolue l'usage de l'eau de puits, car dans ces localités les maisons sont toutes très rapprochées, les puits sont plus ou moins voisins des fosses d'aisances, par suite il se produit fréquemment des infiltrations fécales, l'eau se trouve alors polluée et très suspecte.

L'eau de sources, dut-elle sortir d'un terrain granitique, n'offre souvent pas les garanties suffisantes de pureté pour qu'on puisse lui accorder une confiance absolue.

Seules les eaux traversant des terrains arénacés, en particulier les formations tertiaires composées de cailloutis, graviers, sables, peuvent donner une tranquillité suffisante à ceux qui les consomment. Tel est l'exemple des sources jaillissantes des bordures du plateau de la Dombe qui alimentent les localités situées sur la rive gauche de la Saône et dont les eaux sont parfaitement filtrées. Faut-il encore en surveiller l'aire d'émission, comme l'a indiqué M. le

Dr Rondet à propos de l'épidémie de Neuville de 1885.

Dans tous les autres cas nous pensons qu'il faut recourir à l'épuration des eaux et nous émettons en principe, qu'une localité d'au moins trois mille habitants qui n'a pas l'assurance d'avoir des sources toujours pures doit :

1° Rechercher le moyen qui lui fournira annuellement la quantité d'eau la plus grande possible, que ces eaux relèvent du captage d'une ou plusieurs sources ou de la création d'un barrage sur le trajet d'une rivière.

2° S'assurer de l'épuration de ces eaux avant de les livrer à la consommation, admettant *à priori* que les eaux collectées sont polluées ou peuvent le devenir à un moment donné.

Il est bien certain que dans l'établissement de constructions hydrologiques telles que réservoirs, barrages, appareils d'épuration, entre un gros facteur administratif, celui de la dépense engagée ; celle-ci variera suivant la région où la question des eaux sera envisagée ; nous ne pouvons pas discuter sur ce point car il est certain que le meilleur projet n'aurait aucune valeur si les ressources communales ne pouvaient en supporter les obligations financières.

Toutefois il ne faudrait pas qu'une commune se refuse systématiquement à examiner la question de captation générale et celle d'épuration de ses eaux du seul fait de la dépense qui devrait en résulter.

La loi des finances du 31 mars 1903 accorde des subventions prélevées sur les fonds du pari mutuel, aux communes qui créent une adduction d'eau potable et dont le centime a une valeur inférieure à *1000 francs.* Ces subventions peuvent atteindre de 40 à 80 °/₀ du montant des dépenses; elles sont fixées par une commission au ministère de l'agriculture. (*Revue pratique d'hygiène municipale,* mai 1907.)

Les règles à suivre pour les demandes de subventions sont indiquées en détail par la circulaire du ministre de l'agriculture du 1ᵉʳ octobre 1904, dont il n'y a qu'à observer les indications de point en point.

En plus, il faut considérer que les eaux une fois installées pourront être une source de revenus pour la commune, par la vente qui en sera faite aux particuliers ou même aux communes voisines.

Les circulaires du ministre de l'intérieur, du 23 juillet 1892 et du 10 décembre 1900, fixent les règles à suivre pour l'instruction des projets d'alimentation en eau pour les communes de moins de cinq mille habitants : La municipalité qui veut faire une adduction d'eau en avertit le préfet et s'engage à payer les vacations du géologue et de l'analyste. Le géologue fait un rapport, s'il est favorable on charge un chimiste des analyses, puis, après approbation de ce dernier, la commune fait dresser un projet par un homme de l'art de son choix. Le projet est soumis à la commission sanitaire de l'arrondissement, puis au Conseil départemental d'hygiène sur l'avis duquel le préfet statue.

L'avis de l'ingénieur en chef des ponts et chaussées et du service hydraulique agricole est aussi généra-

lement demandé : le dossier doit être transmis avec
cet avis au ministre de l'agriculture si la commune
demande une subvention.

En ce qui concerne l'épuration des eaux, nous ne
pouvons indiquer ici les procédés spéciaux ; disons
simplement que le congrès de Berlin (novembre 1907)
s'est déclaré nettement partisan de l'ozonisation.

Dans les petites agglomérations ou les maisons
isolées, il faudra forcément recourir aux sources ou
aux puits.

Pour les sources il y aura lieu d'en protéger l'accès,
afin que l'eau ne soit pas contaminée à son émission,
on évitera que le bétail ne s'y abreuve et pour cela, on
fera une dérivation destinée à conduire l'eau à vingt
ou trente mètres de là dans un abreuvoir.

Les puits sont certainement beaucoup plus nombreux, il n'est pas dans nos communes de hameaux,
voir même de maisons qui n'en possèdent plusieurs.
Il y a lieu d'observer dans la construction de ceux-ci
des règles de la plus grande importance.

Tout d'abord chaque puits devrait posséder dans sa
zone filtrante une couche de sable fin de soixante
centimètres environ.

De plus la région supérieure, celle qui se trouve
au-dessus de cette zone, devrait être entièrement
maçonnée et cimentée.

En troisième lieu un puits devrait être entouré
d'une aire de deux à trois mètres de rayon en béton

imperméable et légèrement incliné vers la péri-
phérie.

Enfin il serait préférable que tout puits soit recou-
vert et muni d'une pompe, afin de ne recevoir aucune
souillure.

Nous ne faisons que signaler les citernes dont les
eaux sont généralement mal collectées et souvent
polluées, de plus la tranquillité de leurs eaux permet
trop souvent la formation de colonies d'algues et de
protozoaires qui donnent à l'eau, par leur décomposi-
tion, une très mauvaise odeur et une saveur désa-
gréable.

Nous déconseillons les rivières et les ruisseaux car
il est impossible de se rendre compte d'une façon
complète de la pureté des eaux qui les alimentent.

Parmi les moyens que nous venons d'indiquer pour
assurer l'approvisionnement d'eau dans une ou plusieurs maisons, c'est certainement aux puits que vont
nos préférences, surtout si dans l'installation de
ceux-ci on observe toutes les règles que nous avons
formulées.

Des subventions devraient être fournies dans les
campagnes, les comices agricoles pourraient créer
des prix spéciaux, comme encouragement à la construction de puits pourvus des meilleures conditions
d'hygiène.

Au point de vue des nuisances, on ne peut songer
à la création du tout-à-l'égout séparatif qu'après avoir

assuré, dans une commune, un approvisionnement
d'eau suffisant pour permettre d'alimenter des chasses
d'eau destinées à la circulation et au lavage des
conduits collecteurs.

Il faut que les municipalités règlent d'abord, et
d'une façon complète, la question des eaux potables
avant de songer à modifier et améliorer le régime des
nuisances. D'ailleurs les fosses d'aisances n'offriront
plus les graves dangers qu'elles transmettent aux
puits usagés placés dans leur entourage; le jour où
ceux-ci seront délaissés et comblés, réduits quelques
fois pour en perpétuer le souvenir à leurs gracieuses
margelles.

Dans les agglomérations qui continueront à faire
usage des eaux de puits, il y a lieu de prescrire l'installation de fosses d'aisances étanches et éloignées
le plus possible de ces puits. On éloignera également
de ces derniers les tas de fumier, immondices, fosses
à purin, prescriptions qui sont bien souvent ignorées
ou négligées dans les campagnes.

La situation créée par l'épidémie de l'Arbresle
imposait à notre municipalité l'obligation de fournir
dans le plus bref délai possible, une eau offrant toute
sécurité à ceux qui la consommeraient.

Il ne fallait pas songer à capter de nouvelles sources
ni à forer des galeries filtrantes, ces travaux d'ailleurs
douteux auraient nécessité des études préliminaires,

des plans et des devis toujours longs à établir et à faire approuver. Leur exécution aurait réclamé une durée de deux ou trois ans au moins.

Or il fallait aboutir rapidement, le meilleur était donc d'utiliser la source actuelle de la Fond-Devay en épurant son eau par un procédé offrant toute garantie. Des systèmes de stérilisation préconisés jusqu'à présent, lequel fallait-il choisir ?

L'ozone réclame la présence constante d'un spécialiste pour le fonctionnement d'appareils électriques toujours délicats et, comme conséquence : des frais trop grands pour la faible quantité d'eau à épurer et les ressources de notre commune.

Les filtres à sable exigent pour leur construction un espace assez vaste, de plus le niveau de la source était trop bas pour leur installation.

Restaient les filtres rapides : ceux-ci ont l'avantage de pouvoir s'établir dans un espace restreint et d'avoir un débit considérable. La surveillance active d'un homme intelligent suffit pour en assurer le bon fonctionnement.

L'attention de la municipalité de l'Arbresle fut surtout retenue par ces derniers procédés et en particulier par celui de M. Duyk, chimiste au ministère des finances et des travaux publics de Belgique.

Ce système nommé, par suite des composés qu'on y emploie, « système du Ferrochlore » fonctionne depuis 1902 à Middelkerke, station balnéaire de Belgique, et depuis 1905 à Lectourne (Gers). D'autres villes viennent également de décider son installation.

C'est cet appareil comme nous l'avons déjà indiqué, qui fut adopté et placé dans notre ville.

Son fonctionnement répond à un double but : l'épuration bactérienne par réduction des matières organiques et la clarification de l'eau par filtrage.

Le premier résultat est obtenu en ajoutant à l'eau traitée un mélange en proportions déterminées de chlorure de chaux et de perchlorure de fer. La réaction qui se produit dans ces conditions est assez complexe : on obtient un précipité d'hydrate de peroxyde de fer et un dégagement d'oxyde de chlore où domine l'acide hypochloreux. Duyk estime en outre qu'une partie de l'acide hypochloreux en présence de l'eau et d'un composé ferrique, cède à ce dernier son oxygène pour donner naissance à de l'anydrite ferrique qui se retrouve sous forme de ferrates alcalins ; corps doués de propriétés oxydantes très énergiques.

Ce mélange de perchlorure de chaux et de perchlorure de fer, auquel l'inventeur donne le nom de « ferrochlore » est puissamment bactéricide, surtout du fait de la formation d'acide hypochloreux, peroxyde de fer et ferrates, qui se forment suivant les deux formules que nous signalons.

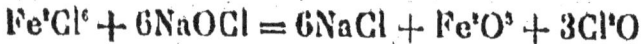

$$Fe^2Cl^6 + 6NaOCl = 6NaCl + Fe^2O^3 + 3Cl^2O$$

et

$$Fe^2Cl^6 + 6NaOCl + 3H^2O^2 = Fe^2O^3 + 6NaCl + 6ClOH$$

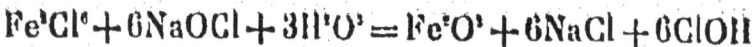

Dans l'appareil qui fonctionne à l'Arbresle on a remplacé le perchlorure de fer par du sulfate d'alumine, les réactions sont sensiblement les mêmes, mais dans ce dernier cas, on obtient un précipité colloïdal d'aluminate qui agglutine en flocons les corps figurés en suspension.

La clarification s'effectue sur des filtres composés de couches de silex concassés.

L'appareil, loué par la ville de l'Arbresle à la société d'Assainissement des eaux, a déjà fonctionné à Montsouris où il a donné d'excellents résultats dans de nombreuses expériences d'épuration des eaux de la Vanne et de la Seine en aval de Paris. Il se compose de deux filtres de 3 mètres 30 de hauteur sur un mètre de diamètre, pourvus à l'intérieur de râteaux mus par des engrenages et destinés à faciliter le nettoyage ; au-dessus un bac pour l'arrivée de l'eau et deux vases de Mariotte l'un en zinc, l'autre en grès pour recevoir les stérilisants. L'eau du bac, réglée par un bouchon flotteur, est d'un débit constant. Après s'être mélangée intimement, grâce à une disposition spéciale du tuyautage, avec la solution de chlorure de calcium : *un gramme de chlorure de calcium et 20 grammes de sulfate d'alumine pour 1.000 litres d'eau*, cette eau se déverse dans les filtres d'où elle sort parfaitement limpide ; elle est alors conduite dans un petit réservoir de vingt-six mètres cubes et de là dans la canalisation. Cette dernière avant le fonctionnement de l'appareil avait été purifiée par le passage, pendant vingt-quatre heures, d'une solution de permanganate de potasse.

Quelques jours après l'installation de l'appareil, avant que l'eau n'ait été livrée à la consommation, l'analyse bactériologique en fut faite par M. le professeur Courmont.

Le résultat fut le suivant :

Eau brute vingt-six microbes au centimètre cube; colibacilles en assez notable quantité, décelables dans un centimètre cube.

Eau filtrée deux microbes au centimètre cube, aucun colibacille même à vingt-cinq centimètres.

Conclusion : eau très pure, complètement débarrassée de colibacilles.

Au point de vue chimique cette eau ne présente aucune addition du fait de son épuration.

Cet appareil qui filtre par jour plus de cent mètres cubes, fonctionne depuis le 15 décembre, il a fallu moins de trois mois pour son installation. La dépense déterminée est environ de 20 centimes par jour.

Le procédé au ferrochlore assure aux habitants une eau de bonne qualité, il permettra à la municipalité d'étudier avec soin et de mettre à exécution un projet beaucoup plus important et définitif.

Pour l'installation de ce dernier, le captage de nos sources actuelles fournirait un débit insuffisant pour assurer sans l'aide des puits la quantité d'eau nécessaire à notre ville. Nous estimons cette quantité à environ trois cent cinquante mètres cubes par jour.

A la fin de notre épidémie, M. le Dr Rondet eut l'obligeance de s'intéresser à notre sort en nous indiquant la solution qui lui paraissait la meilleure, pour

assurer l'approvisionnement de l'Arbresle en eau
potable.

Il nous conseilla d'améliorer nos sources ou plutôt
d'en rechercher de nouvelles dans le massif granitique
d'Eveux. Comme conséquence de son travail il nous
assurait du résultat immuable, du fonctionnement
réduit au minimum de dépense et de la sécurité absolue que nous aurions en faisant forer des
galeries filtrantes dans les flancs de la commune
d'Eveux.

Nous serions heureux de nous trouver d'accord
avec notre confrère voisin; mais il nous est impossible de concilier les idées qu'il émet, avec celles que
nous avons déjà indiquées, sur la valeur des sources
en général.

Neuville jouit d'une situation géologique bien supérieure à la nôtre au point de vue des eaux; le contre-
fort bressan ne relève point de formations calcaires
secondaires, ni de formations métamorphiques comme
l'Arbresle. Ce sont, comme nous l'avons dit, des terrains tertiaires formés par des alluvions, ces terrains
sont les seuls qui nous paraissent avoir réellement un
pouvoir filtrant manifeste et efficace, c'est d'ailleurs
l'avis qu'émettent un grand nombre d'hygiénistes et
géologues tels que : Michel Lévy, Martel, Duclaux.

Nous reconnaissons que par les moyens de protec-
tion dont s'entoure la ville de Neuville au point de
vue de la captation de ses sources, cette cité se trouve
dans d'excellentes conditions pour avoir des eaux
très pures .

A l'Arbresle, le Dr Rondet dénonce les eaux de la Fond-Devay et du Ravatel comme dangereuses, c'est là un avis que nous partageons; comme lui nous ne conseillerons point ces eaux sans les avoir neutralisées avant de les offrir à la consommation. Mais où nos idées diffèrent, c'est dans la recherche des eaux dans le massif d'Eveux.

Ce massif présente un petit affleurement de granit, mais la masse presque en son entier est constituée par des roches métamorphisées; ces roches, sans posséder la stratification qu'elles avaient avant la poussée éruptive, ont conservé pour ainsi dire une vague orientation de clivage qui les porte à se fissurer beaucoup plus facilement que des roches éruptives telles que le granit.

Les eaux que l'on pourrait collecter par le forage de galeries filtrantes n'offriraient que des garanties insuffisantes à notre sécurité, par suite nous devons nous méfier des eaux d'Eveux comme de celles de Ravatel et de la Fond-Devay ; l'expérience l'a trop nettement prouvé. Les eaux de nos sources avaient bien été reconnues bactériologiquement pures par l'analyse, elles l'auraient probablement été les années suivantes si l'examen en avait été établi.

Le fait qu'une eau est reconnue amicrobienne comme le sont aujourd'hui les eaux d'Eveux, ne peut être considéré comme un critérium d'innocuité définitive.

Enfin l'argument patriotique de notre confrère nous semble beaucoup plus littéraire que scientifique.

« Stériliser industriellement les eaux de boisson, dit M. Rondet, c'est oublier que nous sommes dans ce beau pays de France où on peu trouver à peu près partout des eaux saines et limpides, c'est agir comme si on était perdu en pleine mer n'ayant pour se désaltérer que l'eau distillée d'un alambic. »

Nous pensons que c'est une grave erreur de croire que dans notre pays l'eau saine se trouve partout, *a priori* il nous paraît même dangereux de poser ce fait en axiome.

Nous croyons au contraire que la France comme tous les autres pays doit se méfier de ses sources, s'en méfier d'autant plus que les eaux en sont fraîches, limpides et souvent jaillissantes du milieu des sites les plus admirés.

Le sol français est constitué en grande majorité, particulièrement dans nos régions lyonnaises, par des terrains métamorphiques ou secondaires, sillonnés par de larges et abondantes fissures, tourmentés par de multiples failles. Si rarement on rencontre de véritables sources aux eaux bien filtrées et parfaitement pures comme à Neuville, dans la grande majorité des cas nous nous trouvons en face de fausses sources ou résurgences selon l'expression de M. A. Martel, qui à un moment quelconque peuvent tromper la confiance de ceux qui en consomment les eaux et déterminer dans une population la plus terrible et imprévue des épidémies de fièvre typhoïde.

Sur l'avis de M. le professeur Courmont l'installation d'un barrage sur le cours de la Turdine, au-dessus de l'ancien établissement des eaux de Bully, serait probablement possible et à des conditions très acceptables pour notre commune.

La quantité de liquide que contiendrait ce barrage peut être évaluée à quatre-vingts ou cent mille mètres cubes. D'après les renseignements que nous avons pu nous procurer auprès de gens compétents, l'installation nécessiterait une dépense de quatre cent mille francs environ. Cette somme serait récupérée presque en totalité : tout d'abord par la subvention du pari mutuel, et aussi, par la vente de l'eau aux usines et particuliers, nous pensons même que cette vente pourrait s'étendre aux communes voisines.

Nous ne pouvons discuter sur le procédé qu'il faudrait employer pour l'épuration des eaux, car la construction du barrage réclamerait plusieurs années et d'ici là, les méthodes peuvent s'améliorer ou être remplacées par d'autres préférables.

Le service des eaux ainsi assuré, les puits mis hors d'usage, nous pourrions alors jouir d'une quiétude absolue n'ayant rien à envier à la tranquillité des habitants de Neuville.

∴

Avant de terminer l'étude de la question des eaux, nous ferons une remarque très importante concernant l'usage des puits particuliers durant l'été et l'automne 1908.

Nous avons dit que presque tous nos puits recevaient des infiltrations des fosses d'aisances voisines; comme un grand nombre de ces fosses ont reçu des déjections de typhiques, certaines eaux pourraient bien renfermer de l'Eberth et par suite provoquer de nouveaux cas de fièvre. C'est pourquoi nous ne saurions trop signaler ce péril afin que la municipalité prenne les précautions nécessaires en faisant part à la population, des dangers qu'il y aurait à faire usage des eaux de puits et aussi en engageant vivement les habitants à n'user, pendant la période de chaleur, que des eaux épurées.

Après avoir résolu le problème de l'alimentation en eau potable, et seulement après avoir eu l'assurance du complet fonctionnement de celui-ci, nous pourrions songer à créer un système du tout-à-l'égout qui pourrait peut-être emprunter la portion de la canalisation déjà installée et dont l'usage a été jusqu'à ce jour très mal défini.

Il est certain que des modifications devraient y être apportées; en particulier, il faudra créer à la partie terminale un dispositif spécial destiné à modifier les matières pour les rendre d'une innocuité absolue. Là encore, nous n'indiquons pas le procédé d'épuration que l'on pourrait employer : fosses sceptiques, lits bactériens, filtres Puech modifiés, etc, peuvent dans quelques années avoir été transformés ou remplacés par des dispositifs plus parfaits.

Les dépenses qu'entraînera cette installation seront en grande partie assurées par :

1° Des subventions;

2° Un droit annuel payé par chaque propriétaire;

3° La vente des produits épurés dont l'épandage serait sans odeur ni danger.

Ce plan très simple que nous venons d'indiquer devrait figurer à la tête des réformes hygiéniques de toutes les communes importantes dont la situation géologique et hydrologique assure, à des conditions financières acceptables, une quantité d'eau suffisante

.˙.

La conduite à tenir pendant une épidémie de fièvre typhoïde sera rapidement envisagée, car l'exposé des faits, tel que nous venons de le faire sur celle de l'Arbresle, en formule les grandes lignes.

A l'origine d'une épidémie alors que le diagnostic vient d'être établi :

Prévenir la population du danger dont-elle est menacée.

Indiquer les précautions à prendre, en particulier insister surtout sur l'ébullition de l'eau.

Dès le début de cette période, rechercher les causes de l'épidémie par l'analyse bactériologique complète des eaux et l'étude de la répartition épidémique.

Proscrire d'une manière absolue l'usage des eaux reconnues dangereuses,

Indiquer celles qui peuvent être consommées et si la quantité d'eau potable est insuffisante, recourir rapidement à l'établissement d'un système d'épuration; pendant tout le temps réclamé pour cette installation, procurer aux habitants de l'eau saine apportée des régions voisines.

En ce qui concerne plus particulièrement les malades :

Assurer la désinfection des selles et des linges de chacun.

Chercher immédiatement à les isoler du reste de la population et pour cela prescrire l'hospitalisation.

Si l'épidémie affecte d'emblée une allure globale, comme ce fut le cas à l'Arbresle, et que la localité soit dépourvue d'hôpital : songer de suite à la création d'une ambulance provisoire que l'on installera soit dans un local particulier si la commune en possède et que le propriétaire y consente; soit dans un bâtiment public, en particulier dans l'école communale dont naturellement on licenciera les élèves.

Pour la création de cet ambulance s'adresser au Préfet du département pour obtenir des Pouvoirs militaires le matériel hospitalier nécessaire à l'installation d'un certain nombre de lits. Solliciter la bienveillance des hôpitaux voisins pour obtenir l'assistance d'une personne compétente à l'organisation d'un service hospitalier.

Enfin faire appel aux Pouvoirs publics, à l'assistance privée, qui ne pourront rester indifférents devant la misère d'autrui et dont la générosité n'a jamais fait défaut en de si pénibles circonstances.

Ce sont ces grandes lignes qu'il importe surtout de connaître lorsqu'on se trouve en face d'une épidémie, afin que toutes ces mesures ne subissent point de retard dans leur exécution. Toute journée perdue viendra augmenter l'importance du mal et peut-être accroître le nombre des victimes. Or dans des situations semblables la pensée est bien souvent surprise par l'arrivée soudaine du fléau; la contemplation douloureuse des faits tels qu'ils se déroulent, vous accable par la rapidité et la gravité de leur évolution. En cet état on ne songe quelquefois que tardivement à prendre les mesures s'imposant d'une façon immédiate et que le raisonnement est souvent impuissant, dans ces heures critiques, à nous faire concevoir.

C'est pourquoi, bien que notre but ait été seulement de faire connaître l'épidémie de l'Arbresle et les causes exactes qui l'ont déterminée, il nous a paru utile d'indiquer la conduite rationnelle qui s'impose en général dans une épidémie de dothiénentérie.

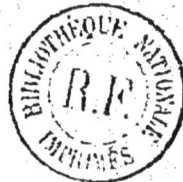

LYON

IMPRIMERIE A. STORCK & Cᵉ

8, rue de la Méditerranée, 8

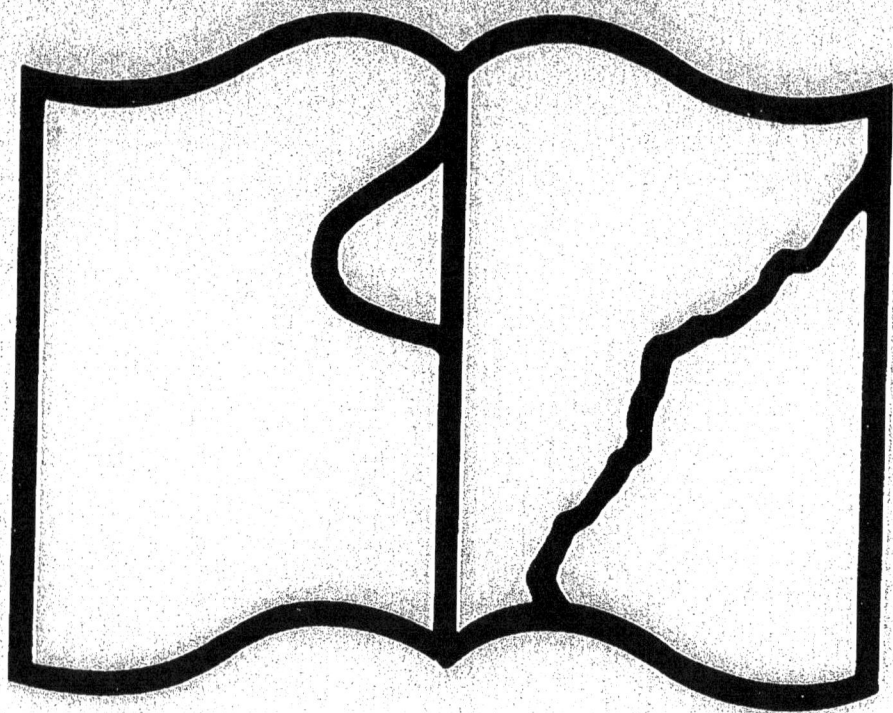

Texte détérioré — reliure défectueuse

NF Z 43-120-11

www.ingramcontent.com/pod-product-compliance
Lightning Source LLC
Chambersburg PA
CBHW030854220326
41521CB00038B/929